中医阴阳分药分时服用方剂治疗常见慢性病处方集

◉ 蒋盛军 主编

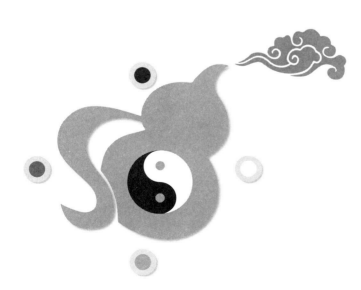

广西科学技术出版社

·南宁·

图书在版编目（CIP）数据

中医阴阳分药分时服用方剂治疗常见慢性病处方集 / 蒋盛军主编. -- 南宁：广西科学技术出版社，2025.7.

ISBN 978-7-5551-2272-2

Ⅰ. R242

中国国家版本馆CIP数据核字第20257TC705号

ZHONGYI YINYANG FENYAO FENSHI FUYONG FANGJI ZHILIAO CHANGJIAN MANXINGBING CHUFANGJI

中医阴阳分药分时服用方剂治疗常见慢性病处方集

蒋盛军　主编

责任编辑：黄焕庭　　　　　　　　　　装帧设计：梁　良

责任印制：陆　弟　　　　　　　　　　责任校对：冯　靖

出 版 人：岑　刚

出版发行：广西科学技术出版社

社　　址：广西南宁市东葛路 66 号　　　邮政编码：530023

网　　址：http://www.gxkjs.com

印　　刷：广西民族印刷包装集团有限公司

开　　本：787 mm × 1092 mm　1/16

字　　数：209 千字　　　　　　　　　印　　张：10.5

版　　次：2025 年 7 月第 1 版

印　　次：2025 年 7 月第 1 次印刷

书　　号：ISBN 978-7-5551-2272-2

定　　价：68.00 元

编委会

自 序

　　我自幼学医，从接触中医、自学中西医、跟师学医到调入广西壮族自治区中医药研究院工作，至今已有40多年的时间，从我提出中医阴阳分药分时服用方剂学理论到开展临床实践应用以及动物模型验证研究，也有近20年的时间。为了将这一方剂理论以及临床经验进行总结与推广应用，我特此撰写《中医阴阳分药分时服用方剂治疗常见慢性病处方集》一书。

　　辨证论治，理法方药，这是中医诊断和治疗的基本原则。中医的理法方药是基于中医的阴阳五行理论发展而来的，而中医方剂理论贯穿理法方药。因此，中医方剂理论作为中医理论体系的核心组成部分，对中医诊疗思路的完善和中医临床应用的规范化具有重要的引领作用。

　　东汉末年张仲景著的《伤寒杂病论》，是中医方剂学理论和实践的第一次集大成，成书至今已有1800多年。在这1800多年的历史长河中，中医传承出现了七大流派，分别是经方派、寒凉派、脾胃派、滋阴派、温补派、温病派和火神派。每个流派各有特色，其主要差异体现在两个方面：一是立派理论和用药原则不同，二是方剂处方用药上的偏重或偏嗜不同。发展时间最早、根基最深厚的中医流派是经方派，也叫伤寒派。该流派以遵从张仲景经方为主，主张六经辨证，这也是其他六派的根基。寒凉派，金元四大家之一的刘完素（约1120—1200年）为主要创立者。刘完素研究五运六气，提出火热论，治疗原则为清热泻火。脾胃派，也被称作"补土派"，该派金代医学家李东垣（1180—1251年）创立。李东垣创立脾胃论学说，认为脾胃是水谷气血之海、后天之本，脾胃虚则百病丛生，故主张疾病应补脾胃，从脾胃着手论治。滋阴派，则是由元代医学家朱丹溪（1281—1358年）创立。滋阴派立论为"阳常有余，阴常不足"，治疗原则以滋阴为主。温补派，由明代医学家张景岳（1563—1640年）创立，是以温补阴阳为主要治疗原则的中医流派。张景岳初创了温补学说，提出"阴常不足，阳本无余"的著名论点，提出阴阳双补的治疗原则，他认为人的生气以阳为主，难得而易失的为阳，既失而难复的也为阳。他主张补益真阴元阳，攻邪必先扶正，反对轻率地使用寒凉药和攻伐方药，而以温补为宗。温病派，由清代医学家叶天士（1667—1746 年）创立。温病派首创温病"卫、气、营、血"辨证大纲，用药多以寒凉轻灵为特点，崇尚阴柔，恣用寒凉，治病喜欢补而害怕攻下，喜轻避重，讲究平和。温病派对现代中医的影响极深。火神派，由清末医学家郑钦安（1824—1911 年）创立。该派脱胎于伤寒派，郑钦安提出"万病一阴阳耳""发病损伤各有不同，总以阴阳二字为主，阴盛则阳必衰，阳盛则阴必弱，不易之理也"等理论，治疗原则是以扶阳为先，用药特点是使用大量的附子、干姜、肉桂、麻黄等。

根据阴阳偏好，这七派大体可以分为扶阳和滋阴两大派别。扶阳派别有经方派、脾胃派、温补派和火神派，滋阴派别有寒凉派、滋阴派和温病派。凑巧的是，以经方派为起点，后来的六大中医流派中偏阳或偏阴的流派交替出现，顺序为经方派（扶阳为主）—寒凉派（滋阴为主）—脾胃派（扶阳为主）—滋阴派（滋阴为主）—温补派（扶阳为主）—温病派（滋阴为主）—火神派（扶阳为主）。这究竟是巧合，还是后辈医学家发现前辈医学家的缺陷而调整用药理论和用药方剂，或是其他原因，还需要进一步研究。虽然这七大中医流派各有偏重，但是其方剂理论还是源于经方派，用药规律为阴阳合药，服药一般不拘时辰。

清末至民国年间，著名中医大师彭子益（1871—1949 年）撰写了《圆运动的古中医学》。该书以《易经》河图中气升降圆运动之理为基础，把人体的阴阳五行理论以及气血运行规律有机结合起来，提出"气血顺行五行相生，气血逆行五行相克"的气血运行和五行相生相克理论。虽然后来许多医学家认可该书的理论，但是多拘泥于阴阳合药方剂，无法在临床上按该理论利用阴阳合药方剂调理气血，尤其是阴阳分离性慢性疾病。

在当今中国，大部分群众认为西医见效比中医快。然而，在抗击新冠肺炎疫情的过程中，西医的治疗效果比较差，中医效果好且见效快。因此，人们对中医和西医治疗疗效好坏的评价是非常矛盾和纠结的。要说中医见效慢，中医治疗瘟病却见效非常快且效果好；要说中医见效快，在许多疾病的治疗中，中医又给人留下"慢郎中"的印象。中医见效究竟是慢，还是快？其中的秘密是什么？经过分析，我发现其中的原因之一是大部分中医方剂都是阴阳合药，中医阴药和阳药合在一起中和了药性，导致药效偏慢，还容易产生药害。虽然对于急性温病以及急性疾病，阴阳合药的治疗效果尚可，但是对于慢性疾病，如长期服用阴阳合药，一方面，阴药和阳药彼此会中和药性；另一方面，阳药在阴时服用会伤阴，阴药在阳时服用会伤阳，从而逐渐导致人体气血逆行和五脏五行相克，造成药效慢以及副作用大的问题。

为了弥补中医阴阳合药方剂理论在临床实践中的缺陷，根据我自学西医所揣摩出来的"西医是大分"的理论，我将中西医融合，提出中医阴阳分药分时服用方剂学理论，并在临床实践中取得了良好的治疗效果。

本书分为上、下编。上编主要介绍中医阴阳分药分时服用方剂学理论、实现基础、中药配方颗粒制备技术，以及中药配方组合方剂的开方、发药和使用过程；下编主要介绍治疗常见慢性疾病的中医阴阳分药分时服用方剂处方以及用药指导经验。

本书在提出中医阴阳分药分时用药理论的基础上，根据临床用药经验，总结治疗各种常见慢性疾病的中医阴阳分药分时服用方剂处方集。各位同仁在看完本书的理论分析、总结以及各种阴阳分药分时服用方剂后，可以根据患者的具体情况，参考这些阴阳分药分时服用方剂处方，开出治疗常见疾病的阴阳分药分时服用方剂。本书内容全面，专业特色突出，既可以作为中医院校学生的学习教材，又可以作为广大中医研究人员以及临床医生的参考书，还可以作为广大中医爱好者研究中医的入门书籍。因为中医开方用药讲究因病因人因地因时，所以本书的处方及医药信息仅供临床中医师参考和学习，非专业人士请勿擅自凭借这些方剂处方来开方抓药治疗疾病。如患有书中所提疾病，请您向执业医生、药师详细咨询或到医疗单位诊治并遵医嘱。

鉴于编者水平有限，如有不妥之处，恳请广大师生与读者悉心指正。

蒋盛军

2025 年 4 月 13 日于南宁

目　录

上编

中医阴阳分药分时服用方剂学理论

第一章　中医阴阳分药分时服用方剂学理论概述

一、中医阴阳分药分时服用方剂学理论

（一）基本理论

1. 定义

中医阴阳分药分时服用方剂学理论是基于中医之大合和西医之大分的理论，将两者结合以弥补其各自的理论缺陷，同时发挥这两个理论的优越性。该理论根据中医阴阳五行理论，将一个治疗疾病的方剂分成一个阴药方剂和一个阳药方剂，结合人体的气血和经络运行、周围大气环境的气温升降，将 24 小时简要分为阳时和阴时，使药性和时辰相耦合，在阴时用阴药，在阳时用阳药。

2. 分类

阳性药：根据中药药性的温热寒凉和升降浮沉，将温热和具有升浮性能的中药，或者增加人体代谢速度，促进人体合成代谢的药物，或者促进人体血液从内部脏腑回流到四肢和大脑的药物，定义为阳性药，简称阳药。

阴性药：根据中药药性的温热寒凉和升降浮沉，将寒凉和具有沉降性能的中药，或者降低人体代谢速度，促进人体降解代谢的药物，或者促进人体血液从四肢和大脑回流到内部脏腑的药物，定义为阴性药，简称阴药。

对于药性平和的中药，根据它的归经，将对人体代谢的功效是促进合成代谢加快的中药，归类为阳药；反之将对人体代谢的功效是抑制合成代谢或者降低人体的代谢速度的中药，归类为阴药。不过，也要看中药促进血液循环的路径，如果是从内部脏腑流向大脑和四肢的，该药为阳药；反之，促进血液从四肢回流到内部脏腑的，则是阴药。如白芍，虽然它有助于促进合成代谢，但是它还促进血液向内脏回流，则是阴药。

3. 使用

对于慢性疾病，特别是阴阳分离性疾病，采用中医阴阳分药分时服用的治疗方法，开出两种方剂，并根据每天的时辰变化，一般是早餐、中餐、晚餐和晚上睡觉前各服用一次，依次服用阳药和阴药。

4. 原理

　　生命的演化以及人类的生老病死都是在物质、能量、时间、空间这几个维度内进行有规律的变化。因此，药物作为一种调理人体机能的物质，其服用时间与人体的治疗效果密切相关。中医讲究天人合一、心神合一、脏腑合一、阴阳合一，用药讲究阴阳合药、阴阳互生、阴阳互根。中医在整体性上把握得很好，但是阴阳合药不容易区分细节，难以匹配具体、精细的阴阳变化规律和患者的需求。西医讲究精准，从器官、组织、细胞以及分子结构、基因信息等各层次分析，虽然能精准地分析和治疗单分子疾病，但是对于系统紊乱性疾病却无法从整体上把握。中药对于人体的作用，大体可以分成两类：一类是修复人体机能和补充营养成分的药物，如阿胶、鹿茸、生地黄等补阴虚药，或促进人体排泄的药物如大黄、芒硝等；另一类是调整人体代谢速率的药物，如加快人体代谢速率的药物有附子、肉桂、黄芪等，降低人体代谢速率的药物有槐花、水牛角和菊花等。阴阳分药能让中药的药性分析难度有所降低，从用药时间以及药物的作用机理上分析，比阴阳合药简单许多。现代医学普遍利用动物模型来验证药物的作用机理，而利用阴阳分药制剂来开展动物模型研究，更易于分析药物的作用机理。

　　物质和能量通过复杂的相互作用逐渐演化形成生命体，生命体的一个重要特征是存在各种波动，这种波动与周围环境形成互动，最明显的一个波动就是温度波动。温度波动在变温动物身上体现得非常明显，变温动物的体温往往随着环境温度的变化而变化。而恒温动物的体温变化幅度要比变温动物小得多，但是它们也存在温度波动。人作为高级动物，一个重要的波动特征就是心脏跳动的速率存在规律性变化，在白天运动或进食的时候，心率会比较高，在休息或睡眠的时候，心率就比较低。如果人体的体温和心率波动合乎周围的大气环境，这时候人体就处于健康状态，即中医讲的天人相应；如果人体的体温和心率波动与周围环境相逆，这时候人体就处于不健康状态，即中医讲的逆时。举个例子，人体具有很强的体温调节能力，夏天炎热时，健康的人体温不会太高，冬天寒冷时，健康的人体温也不会太低；反之，不健康的人在夏天体温反而偏高，在冬天时反而偏低。体温波动伴随人的一生，这种波动有高有低，如果人体出现气血逆行时，波动就会偏高或偏低，药物在很多时候就被用来调节这种波动。

　　阴阳五行理论是中医理论的根基之一。根据阴阳相生和阴阳互根的理论，中医的大部分方剂都是阴阳合药，纯阴和纯阳的药非常少。《伤寒论》和《金匮要略》中的经典方剂绝大部分都是阴阳合药方剂，只有极少部分是纯阴或者纯阳方剂。由于《伤寒论》收录的都是一些急性病，需要同时调和阴阳，所以大部分方剂都是阴阳合药，避免服药后出现过度偏阳或者偏阴的情况。《金匮要略》的经典方剂虽然不一定能治疗急性疾病，但是遵循《伤寒论》的组方和用药规律，大部分《金匮要略》的经典方剂都是阴阳合药方剂，而且服用时间也不拘时辰。对于急性疾病，阴阳合药有其优越性和速效性，及时用药有利于疾病的快速治疗；但对于阴阳分离的慢性疾病，阴药和阳药彼此会中和药性，药性变得缓和，从而使得中药的治疗效果变慢。而且，一个阴阳合药方剂，一般是早中晚口服三次或者早晚口服两次，这与人体的气血升降以及周围的大气升降有所矛盾。假如阴阳合药方剂的整体药性偏温，早上或中午服用这温性的阴阳合药方剂虽比较合理，但在晚上服用温性阴阳合药方剂就不合理了，这是因为晚上人体的气血以及周围大气环境都是下降、下沉的，这时候服用升阳之药，会逆人体之气，也会逆天地之气；反之，如果阴阳合药方剂的整体药性偏寒，早上和中午服用温性的阴阳合药方剂也是不合理的，因为早上和中午人体气血以及大气环境都是升发的，这时候服用药性寒凉沉降之药，会逆人体之气，也会逆天地之气，在晚上服用温性阴阳合药方剂则是合理的。

当今，大部分急性病患者都会选择西医诊疗方案，而中医医生面对的大部分患者都是慢性病患者。根据人体的发病规律，45 岁之前容易得急性病，45 岁之后容易得慢性病。慢性病的本质是阴阳分离、气血逆行。大部分中医医生都会开出阴阳合药方剂，一般的服药规律都是早中晚每天 3 次或者早晚每天 2 次。根据中医阴阳分药分时用药理论，在服药过程中，阴阳合药方剂既有治疗作用，又有毒副作用，因此，治疗效果可能会表现慢或者不明显，甚至出现毒副作用。如果是急性疾病，服用 3～5 天，问题不是很大，如果是服用数月或是长期服用，毒副作用的累积效应就体现出来了。古话说："早吃姜如参，晚吃姜如砒霜。"这句话虽不绝对，但也有一定道理。这是因为一天有 12 个时辰，每一个时辰的变化，都对应着身体的相应脏器。例如，早上 7 点到9 点是胃排毒的最佳时间段，这个时间段属于辰时，对应的脏器是胃，也是身体保护脾胃的最佳时间段，过了这个时间段，脾胃之气需要补充，此时适当地补充生姜，可以达到提升脾胃之气的效果，也是养脾胃的最佳时间段。到了下午，阳气慢慢衰弱，身体的阴气上升；入夜之后，身体阴气最重，需要睡觉。所以古人讲究"日出而作，日落而息"，也是顺应身体的阴阳变化。到了晚上就不适合再补充阳气，若这个时候再吃补充阳气的食物，就会扰乱身体的气血平衡，对健康不利，也会影响夜间的睡眠质量。因为生姜味辛、性温，是属阳的食物，所以说晚上吃姜会影响睡眠，对身体不利。三七是一种具有活血补血作用、药食同源的药材，民间广泛用来补益气血、活血化瘀。然而，临床中常见许多患者因为服用三七而流鼻血，这些患者大多白天忙于工作，晚上才服用三七。晚上是肝藏血、排毒和造血的时间，这时候服用三七，会活血化瘀，让血不归肝，从而形成邪火，血液外溢而造成鼻衄。假如这个方剂中包含大量的附子、肉桂、红参等大补气血的药材，长期在晚上服这类大补温阳之药，其毒副作用则可想而知。

为什么西医给药见效快？无论是东方还是西方，人类在文明社会的初始发展阶段都是利用草药来治疗疾病的，后来西方在原子和分子理论的引导下，对原料药进行提纯或者人工合成药物，大大提高了药物的有效浓度，避免了其他成分的干扰，所以西药就见效很快。而中医往往从系统性考虑，要考虑到阴阳平衡和阴阳相生，因此，一副方剂中，主药的药效往往受到很多药性相反药物的干扰，从而减缓了药效。

（二）临床案例

以下将给出 5 个利用中医阴阳分药分时服用方剂治疗典型慢性疑难杂症的案例，来说明如何利用中药阴阳分药分时方剂学的方剂理论开出中医阴阳分药分时服用方剂来治疗慢性疾病。

1. 案例一：用中药阴阳分药方剂治疗肝硬化

患者李某某，海南儋州市东城镇农民，46 岁；中等身材，体形消瘦，气色黄黑；肺胃脉沉细，肝脉弦浮，舌苔黄厚腻。自诉胃口差，偶尔反酸，虽然曾吃了一段时间西药奥美拉唑，但是效果不佳；睡眠不佳，经常在凌晨 2—3 点醒来；时常便秘，平均 2～3 天大便一次，手温脚凉。中医诊断为肝脾不和，太阴和少阳以及厥阴经同病；西医诊断为慢性肝炎、肝硬化，携带乙肝病毒。患肝炎 10 余年，开始时虽用寒凉性的中药治疗，并取得一定的效果，但反复发作，后用西药利巴韦林抗病毒治疗；后来因为胃静脉曲张做了 4 次结扎手术。前后治病 10 余年，到海南海口市以及周边诸多医院求治无效。此患者脾胃虚寒，肝胆邪火旺，白天无精神，凌晨 1—3 点失眠，这是典型的阴阳分离症状。根据中医阴阳分药分时服用方剂学理论，开出以下方剂：

阳药方剂：制附子 15 克，桂枝 15 克，肉桂 5 克，干姜 15 克，炙甘草 15 克，黄芪 20 克，党参 20 克，大枣 6 枚，白术 10 克，补骨脂 10 克，淫羊藿 10 克。抓中药配方颗粒 6 剂，12 格，每天早上饭后服用 1 格。

阴药方剂：生地黄 15 克，麦冬 15 克，玄参 15 克，白芍 15 克，菟丝子 10 克，枸杞子 10 克，丹参 10 克，牡蛎 20 克，茯苓 10 克，黄精 10 克，山茱萸 15 克。抓中药配方颗粒 6 剂，12 格，每天晚上饭前服用 1 格。

连续服药 3 个月后，患者病情逐渐好转，具体表现为胃口好转，反酸、反胃情况逐渐消失；睡眠好转，晚上 11 点—凌晨 3 点失眠的情况逐渐减少；排便情况好转，大便逐渐变软，便秘逐渐消失；气色逐渐从黄黑变红润；体重增加近 10 斤，外表已经看不出是一个有严重肝硬化的患者。

由于该患者家庭经济贫困，无力支付一些贵重药材的费用，无法使用软肝保肝的药物，所以在改善肝硬化这一指标上受到限制。但是，整个人的气血以及体力、精神状况已经得到极大的改观。

2.案例二：用中医阴阳分药分时服用方剂治疗脾胃虚寒和肝胆结石

患者陈某某，海南乐东县利国镇人，23 岁；体形消瘦，气色黑暗，肺胃脉沉细，肝脉弦浮，舌苔黄、厚腻。自诉胃口差，偶尔反酸；睡眠不佳，经常在凌晨 1—3 点醒来；时常便秘，平均 2～3 天大便一次，手温脚凉；腹部肝区偶尔疼痛。医院检测出肝胆结石（见图 1）。根据中医阴阳分药分时服用方剂学理论，开出以下方剂：

阳药方剂：黄芪 30 克，肉桂 12 克，三七 6 克，红参 10 克，砂仁 6 克，沉香 6 克，五灵脂 12 克，丁香 6 克，红花 6 克，白芷 15 克，醋延胡索 15 克，炙甘草 12 克，姜黄 12 克，大枣 12 克，鸡内金 15 克，桔梗 15 克，陈皮 15 克，淡附子 9 克，盐补骨脂 15 克，淫羊藿 15 克。抓中药配方颗粒 6 剂，12 格，每天早上饭后服用 1 格。

阴药方剂：金钱草 30 克，郁金 12 克，泽泻 24 克，桃仁 12 克，柴胡 12 克，茯苓 30 克，白芍 24 克，丹参 12 克，炒麦芽 30 克，生地黄 15 克，麦冬 15 克，玄参 15 克，菟丝子 15 克，枸杞子 15 克，乌梅 30 克。抓中药配方颗粒 6 剂，12 格，每天晚上饭前服用 1 格。

患者服用上述方剂的当天晚上，感觉腹部肝区疼痛，大便时排出肝胆结石（见图 2）。经过一段时间的服药治疗后，体检报告显示该患者已无肝胆结石（见图 3）。该患者此前服用了很多寒凉泻下排石的中药，导致脾胃寒凉，可是肝胆结石始终没有排出。这次服用中医阴阳分药分时服用方剂，先温阳健脾、大补元气，后滋阴泻火排石，见效非常快。这表明利用中医阴阳分药分时服用方剂，治疗一些慢性疾病，比起中医阴阳合药方剂，见效要快。排出肝胆结石后，该患者胃口和睡眠也明显好转。

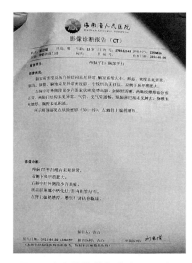 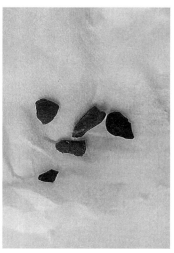 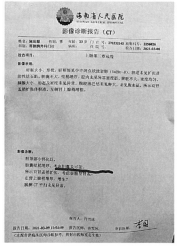

图 1　治疗前体检报告有肝胆结石　　　图 2　患者排出肝胆结石　　　图 3　治疗后体检报告显示无肝胆结石

3. 案例三：用中医阴阳分药分时服用方剂治疗慢性心力衰竭

患者张某某，祖籍湖北，在海南工作，37 岁；体形偏瘦，脸色苍白，手脚冰凉，心率每分钟 80 ～ 130 次，晚上睡眠时间短，容易醒。西医诊断为期前收缩、慢性心力衰竭。根据中医阴阳分药分时服用方剂学理论，开出以下方剂：

阳药方剂 1：淡附片 30 克，干姜 60 克，炙甘草 30 克，肉桂 10 克，桂枝 20 克，红参 30 克，黄芪 60 克，淫羊藿 15 克，补骨脂 15 克。抓中药配方颗粒 6 剂，12 格，每天早上饭后服用 1 格。

阴药方剂 1：生地黄 15 克，麦冬 15 克，玄参 15 克，白芍 15 克，菟丝子 10 克，枸杞子 10 克，百合 10 克，酸枣仁 10 克，薄荷 5 克，丹参 10 克，牡蛎 20 克，茯苓 10 克，黄精 10 克，山茱萸 30 克。抓中药配方颗粒 6 剂，12 格，每天晚上饭前服用 1 格。

治疗一段时间后，病情稳定好转。根据中医阴阳分药分时服用方剂学理论，调整后再开出以下方剂：

阳药方剂 2：干姜 20 克，炙甘草 30 克，肉桂 10 克，桂枝 20 克，红参 30 克，山茱萸 60 克，黄芪 60 克，菟丝子 15 克，枸杞子 15 克，淫羊藿 15 克，补骨脂 15 克。抓中药配方颗粒 6 剂，12 格，每天早上饭后服用 1 格。

阴药方剂 2：生地黄 15 克，麦冬 15 克，玄参 15 克，白芍 15 克，菟丝子 10 克，枸杞子 10 克，酸枣仁 10 克，丹参 10 克，茯苓 10 克，黄精 10 克，百合 10 克，山茱萸 60 克。抓中药配方颗粒 6 剂，12 格，每天晚上饭前服用 1 格。

患者治疗一年后，气色恢复红润，手脚恢复温热，心率为每分钟 70 ～ 80 次，恢复正常，胃口和睡眠良好，体力和精力充沛。

4. 案例四：用中医阴阳分药分时服用方剂治疗心肺衰竭（心肺积液、肺结核）

患者为海南省儋州市西联农场割胶职工，57 岁，女；体形消瘦，气色晦暗；肺胃脉沉细，肝脉弦浮，舌紫红、干裂，无苔。自诉胃口差，经常反酸、腹胀；经常咳嗽、气喘，吐痰多；睡眠不佳，经常在凌晨 2—3 点醒来，时常便秘，平均 2 ～ 3 天大便一次，手脚冰凉；腹部肝区偶有疼痛。医院检测出心肺积液和肺结核。经过 4 年中西医治疗，均无显著疗效。西药主要是利用抗生素治疗肺结核，中药包括扶阳为主的阴阳合药方剂和滋阴为主的阴阳合药方剂两种，虽然都反复使用，但是都没有良好的治疗效果。患者一吃温热之药便容易上火，导致舌苔干裂，服用扶阳之药不仅燥热难耐，还导致严重失眠，而服用滋阴为主的阴阳合药又容易导致腹泻，胃口和睡眠差。患者虽曾在海南各大医院求医问药，但治疗效果都不显著。根据中医阴阳分药分时服用方剂学理论，开出以下方剂：

阳药方剂 1：制附子 15 克，桂枝 10 克，肉桂 5 克，干姜 10 克，黄芪 20 克，党参 20 克，桔梗 10 克，陈皮 10 克，麻黄 5 克，细辛 5 克，当归 10 克，川芎 5 克，炙甘草

10 克。抓中药配方颗粒 6 剂，12 格，每天早上饭后服用 1 格。

阴药方剂 1：百合 20 克，银杏 20 克，苦杏仁 10 克，葛根 15 克，石膏 25 克，生地黄 10 克，茯苓 10 克，薄荷 10 克，蝉蜕 3 克，知母 10 克，升麻 10 克，羚羊角 3 克，桑叶 10 克，菊花 10 克，连翘 10 克。抓中药配方颗粒 6 剂，12 格，每天晚上饭前服用 1 格。

服用上述方剂 2 个月后，患者胃口和睡眠好转，干裂的舌苔愈合，长出舌苔，手脚逐渐变温热，身体的燥热感逐渐消失。在此基础上，适当调整方剂，开出以下方剂：

阳药方剂 2：桂枝 10 克，肉桂 5 克，干姜 10 克，黄芪 20 克，党参 20 克，桔梗 10 克，陈皮 10 克，当归 10 克，川芎 5 克，甘草 10 克。抓中药配方颗粒 6 剂，12 格，每天早上饭后服用 1 格。

阴药方剂 2：生地黄 15 克，麦冬 15 克，玄参 15 克，白芍 15 克，菟丝子 10 克，枸杞子 10 克，淫羊藿 10 克，酸枣仁 10 克，丹参 10 克，茯苓 10 克，黄精 10 克，百合 10 克。抓中药配方颗粒 6 剂，12 格，每天晚上饭前服用 1 格。

服用上述方剂 2 个月之后，患者检测发现心肺积液消失，胃口和睡眠好转，体力和精神好转，基本恢复健康。

5. 案例五：用中医阴阳分药分时服用方剂治疗心肾衰竭型腰椎间盘突出症和肾炎

患者梁某某，广西平乐县沙子镇农民，58 岁，男，2022 年 5 月 8 日入住广西恭城瑶族自治县中医医院康复科。自诉 2 年前在无明显诱因下出现腰臀部疼痛，呈阵发性胀痛，行走约 200 米后症状加重，休息后症状减轻，腰部功能活动稍受限，伴左下肢放射痛及麻木，沿左臀部、大腿后侧，放射至左小腿后外侧，疼痛严重时自觉左足背、足底及踇趾麻木；无间歇性跛行，无二便失禁，无走路踩棉花感，无头晕头疼，无心慌胸闷等不适。病后未经系统治疗，其间多次在当地自行购买止痛药、外敷药膏治疗（具体治疗不详），治疗后上述症状未见明显缓解，时常反复；1 月前无明显诱因下，上述症状加重再发，腰臀部、左下肢疼痛明显，呈持续性胀痛，行走约 100 米后症状加重，休息后症状未见减轻，今日为求进一步治疗，来我院门诊就诊。门诊医师了解病情后结合临床症状，以"腰椎间盘突出症"收入院。入院症见：神清，精神可，腰臀部、左下肢疼痛明显，呈持续性胀痛，行走约 100 米后症状加重，休息后症状未见减轻，腰部功能活动明显受限，伴左下肢放射痛及麻木，沿左臀部、大腿后侧，放射至左小腿后外侧，疼痛严重时自觉左足背、足底及踇趾麻木，间歇性跛行，无二便失禁等不适。

根据中医阴阳分药分时服用方剂学理论，开出以下方剂：

阳药方剂：淡附子 15 克，肉桂 6 克，桂枝 12 克，干姜 15 克，红参 10 克，砂仁 6 克，淫羊藿 10 克，肉苁蓉 15 克，巴戟天 10 克，补骨脂 10 克，炙甘草 15 克，黄芪 60 克。抓中药配方颗粒 6 剂，12 格，早上饭后 1 小时口服 1 格，每次用 200 毫升热开水冲服。

阴药方剂：熟地黄 15 克，玄参 15 克，麦冬 15 克，酒萸肉 15 克，菟丝子 15 克，五味子 10 克，枸杞子 10 克，泽泻 15 克，茯苓 15 克，白芍 15 克，杜仲 15 克，牛膝 15 克，炒鸡内金 12 克。抓中药配方颗粒 6 剂，12 格，每天晚上饭前服用 1 格。

服用上述方剂，配合外科手术和针灸等对症治疗，患者恢复良好，服药五天后出院，带两周量的中医阴阳分药分时服用方剂回家继续治疗。患者虽在服用上述方剂前曾服用温阳祛湿、活血化瘀的中药和壮药，也配合针灸等外科手术治疗，但效果不显著。这样前后比对，充分说明中医阴阳分药分时方剂在治疗这类阴阳分离性慢性疾病方面，具有快速而显著的治疗效果。

二、中医阴阳分药分时服用方剂学理论的优越性和局限性

（一）中医阴阳分药分时服用方剂学理论的优越性

1. 提高药效

一般的阴阳合药方剂中，阴阳药彼此会平衡掉一部分药性，所以药性偏慢。采用阴药或者阳药配方，根据病情的阴阳失和，出现白天阳气不升和晚上阳不入阴等情况，顺时顺势服药，药半功倍。

2. 减少药量和药费

由于采用阴阳分药，可减少药物之间的拮抗作用，所以一般情况下仅仅需要常规剂量的 1/2 或者 1/3 就可以起到较为理想的治疗效果。因为用药减少，所以患者的用药成本也会随之降低。

3. 降低药物副作用

一方面，阴阳合药，总体药性要么偏阳，要么偏阴。一个方剂，一天早中晚服用 3 次，多少会产生相应的药害。即使是一个阴阳非常平衡的方剂，如果到了早晚阴阳不平衡的时刻，也会产生相应的微弱药害。

另一方面，阴阳合药，药物种类多，这些药物的代谢往往会加重人体五脏六腑的代谢负担，如脾胃的消化吸收负担，尤其是肝脏的解毒功能负担。大剂量的中药，往往是引发继发性肝病的重要原因。

面对比较危重的慢性疾病，如癌症和尿毒症，往往使用大剂量的阴阳合药。这些大剂量药物会对身体产生相应的毒副作用，何况这些患者的身体虚弱，代谢能力差，所以疾病与药害相叠加，治愈效果往往不佳，而大剂量中药产生的药害，是其中的重要原因。

4. 简化开方理论和组方方法

传统的中医阴阳合药配方，为了体现药剂的有效性、速效性，同时又避免药方出现毒副作用，往往采用阴阳五行相生的组方理论和君臣佐使的组方原则，虽在剂量和用药上费尽思量，但最后的效果还是不佳，毒副作用又难免。这都是阴阳合药理论和体系客观存在且不可避免的缺点。

采用阴阳分药的开方理论，尽管还是基于中医阴阳五行相生相克理论和君臣佐使的组方原则，但是相对于阴阳合药，阳药和阴药的方剂在开方理论和组方方法上简化一半，所以开方更简单，分为阳药方剂和阴药方剂。

（二）中医阴阳分药分时服用方剂学理论的局限性

1. 中医阴阳分药分时服用方剂学理论的推广和实践需要漫长的时间

中医是一个理论和实践相结合的过程。我们首先提出中医阴阳分药分时服用方剂学理论，这个理论还需要千千万万的中医专家去实践，针对某种慢性疾病的地域和季节等因素，摸索出合适的方剂需要时间和大量的临床实践。

2. 医生接受和利用中医阴阳分药分时服用方剂学理论体系需要一个过程

自张仲景撰写出《伤寒杂病论》以来，我国的中医方剂绝大部分都是阴阳合药，至今已经有 1800 多年的历史。当然，这些方剂中，也有一些纯阳无阴或者纯阴无阳的方剂。中医配方颗粒推广至今不过二三十年，全球西药推广也不过近百年。所以，如何让中医专家从开一个方子的习惯，改变成开两个方子的习惯，针对某种恶性疾病，如何考虑好方剂配方，这将是一个漫长的过程。

3. 患者接受一病双方或者一病三方的治疗需要一个过程

对于西医医生来说，给患者开出多种西药是很正常的。很多时候，医生可以给患者开出七八种药，让患者感觉吃的药比饭还多。但是，让患者接受两种或者多种方剂的中药是需要一个过程的，同时也需要患者养成按时服用不同方剂的习惯。这是因为，根据中医阴阳分药分时服用方剂学理论，在错误的时间吃药，只吃阳药或者只吃阴药，都会耽误治疗。

三、人体慢性疾病的阴阳五行本质与中医阴阳分药治疗

人体慢性疾病的阴阳本质是人体的阴阳转换出现问题，即阳时阳不升，阴时阴不降，阳升不能产生足够的阴，阴降不能产生足够的阳，所以阴阳不能顺利转换，导致阴阳逐渐失衡。用阴阳合药来治疗这类慢性疾病，往往是欲速而实慢。利用阴阳分药

制剂治疗这种阴阳分离的疾病，在特定的时间点，通过辅助打通阴阳转换的关键矛盾点，适当或者大力升阳，适当或者大力泻火升阴，就能很快、很好地解决这类问题。人体慢性疾病也是一种表现为加速衰老特征的疾病。这类疾病的发病人群一般是中老年人，年轻人少发，除了少数先天不足的年轻人或者年少早衰的年轻人。

　　人体慢性疾病的五行本质就是人体的五行转换出现矛盾，气血运行逐渐偏离正常的途径，出现五行运行失常的情况，即气血逆行，百病丛生。在正常情况下，虽然人体的阴阳转换是通过人体的五行相生来实现的，但是一旦人体患上慢性疾病，这种五行相生就会转换成五行相克。人体的慢性疾病，西医一般都称为炎症，如胃肠炎、肝炎、肺炎、心力衰竭、心肌梗死、肾炎等。对于慢性炎症，许多医者理解为一种热病，用寒凉的药物偏多，治疗机理类似于西医的抗生素消炎，但这样做往往很少见效。特别是癌症晚期或者其他一些重大疾病的晚期出现早晚潮热的情况，这是由于体内有阴实而导致阳不入阴，这时候用阴阳合药治疗这类患者，往往投鼠忌器。因为这类癌症患者外部极热，体内极寒，若用偏阳的阴阳合药，开始治疗几天往往有用，但时间一久，病人会燥热得更加厉害；用偏阴的阴阳合药，时间一久效果也会很差。而此时用阴阳分药分时服用方剂治疗，在较短时间内就可以治疗或者控制这类阴阳分离的癌症症状。

　　肝炎和肝癌患者在我国人数众多。虽然这类患者的脾胃往往表现为寒凉，但是他们体内的虚火却异常旺盛，晚上睡不着，或者晚上 11 点到凌晨 3 点容易醒，这是肝胆经无法正常运转的症状。这个虚火从哪里来？其实，都是从脾胃中来的。早上脾胃虚寒，阳气不能升发，一到晚上，没有利用的阳气就变成邪热，进入肝或者进入肺、肾。土生万物，若心和脾胃产生的阳气不能正常升发，脾胃瘀滞的邪热就会进入其他脏腑，引发其他相应的疾病。如果是进入心，土入心，就会发生心肌梗死或者心力衰竭；进入肺，就是肺炎；进入肝，就是肝炎；进入肾，就是肾炎。如果人体的阳脏，如心和脾胃，需要升的时候，升不起来；阴脏心、肝、肺和肾的阴气需要下降，降不了，就会产生各种炎症。心寒，导致脾胃虚寒，火不生土，土不生金，金不生水，水不生木，木不生火。所以，人体的衰老以心力衰竭为起点，逐渐导致其他器官的衰老，最终心力衰竭而亡。因为水火是人体的两极，所以扶阳以旺心火为主，滋阴以补肾生血为主。从整体来说，人体不会过量产生能量，也不会随便产生炎症。所以，人体慢性疾病导致机体体温升高或者产生炎症，并不是能量过多的表现，而是人体自我修复或调节的反应。

第二章　中药配方颗粒组合方剂的开方、发药和使用

一、传统中药方剂剂型

中药方剂的剂型是根据中药处方，按照医疗需要或药物特点制成特定形状和规格的中药制剂。临床治病，不仅要能做到正确处方和选用成方，还要能根据病情需要和药物特性去选择或研制适宜的剂型，这样才能保证方剂更好地发挥作用。中药方剂的剂型历史悠久，有着丰富的理论和宝贵的实践经验。《黄帝内经》中早就有汤、丸、散、膏、酒、丹等剂型，历代医家又有很多发展，明代《本草纲目》所载剂型已有 40 余种。新中国成立以来，随着制药工业的发展，先后出现了许多新的剂型，如片剂、冲剂、注射剂等。从理论上说，中医阴阳分药分时用药理论指导下的中药处方可以制备成常见的汤剂、散剂、丸剂、膏剂等。

中药的剂型种类很多，从历史上看，推广应用最多的剂型是汤剂。

汤剂是药材加水煎煮一定时间后，去渣取汁制成的液体剂型，主要供内服，少数外用，外用多作洗浴、熏蒸、含漱用。汤剂是我国应用最早、最广泛的一种剂型，在防治疾病中发挥了很大作用，至今仍为中医临床应用的重要剂型之一。据不完全统计，中医门诊处方中，汤剂占处方总数的 50% 左右。

汤剂适应中医的辨证施治、随证加减的原则，具有以下优点：一是能适应中医辨证论治的需要，处方组成和用量可以根据病情变化，适当加减，灵活应用；二是复方有利于充分发挥药物成分的多效性和综合作用；三是汤剂为液体制剂，吸收快，能迅速发挥药效；四是以水为溶剂，无刺激性及副作用；五是制备简单易行。

但是汤剂也存在许多不足之处，最主要的是它已经不太适应当今社会的发展。首先，家庭式或者自动化煎煮很难针对每一个配方达到科学煎煮，影响疗效。若患者自行煎煮，汤药欠缺规范，对煎煮器皿、煎药用水、煎煮次数、加水量、煎煮时间、火候、先煎后下、包煎另煎、烊化冲服等煎药要求难以掌握。即使使用自动煮药机，因为每一个方剂的药量和中药种类不一样，熬煮水量、熬煮时间也难以把握，导致药材有效成分煎出率低，浪费药材。大量的实验报道证明，家庭式的煎煮只能煎出药材中 30% ～ 40% 的有效成分，药材浪费严重。其次，中药煎煮耗费大量时间，熬煮一次需花费一两个小时，这对当今快节奏的人们来说是难以接受的。最后，煮好的中药汤剂容易发霉、发酵，不能久贮；煎液体积较大、味苦，服用、携带不方便；多系依据医生处方临时配制应用，不宜大量制备；对于危急重症者难以马上开药给药，耽误给药时机。

二、中药配方颗粒

（一）中药配方颗粒的概念

中药配方颗粒是由单味中药饮片按传统标准炮制后经提取浓缩制成，供中医临床配方用的颗粒。国内以前称中药配方颗粒为单味中药浓缩颗粒剂，还有免煎中药饮片、新饮片、精制饮片、饮料型饮片、科学中药等商品名及民间称呼。中药配方颗粒是以传统中药饮片为原料，经过提取、分离、浓缩、干燥、制粒、包装等生产工艺，加工制成的一种统一规格、统一剂量、统一质量标准的新型配方剂型。中药配方颗粒剂就是在尽量保留汤剂优点的同时，克服其缺点的基础上发展而成的一种中药新剂型。从临床实践的可行性和方便性来说，当今最容易推广中医阴阳分药分时用药理论的方剂形式就是中药配方颗粒，这也是未来中药发展的必然选择。

2021 年 1 月 26 日，国家药品监督管理局发布《中药配方颗粒质量控制与标准制定技术要求》。从概念上讲，所谓中药配方颗粒是用符合炮制规范的传统中药饮片作为原材料，经现代制药技术提取、浓缩、分离、干燥、制粒、包装精制而成的纯中药产品（见图 4）。中药配方颗粒不仅保留原中药饮片的全部特征，能够满足医师进行辨证论治，随证加减，药性强、药效高，同时又具有不需要煎煮、直接冲服、服用量少、作用迅速、成分完全、疗效确切、安全卫生、携带保存方便、易于调制和适合工业化生产等许多优点。中药配方颗粒制剂真正做到了西医为体、中药为用的目标。

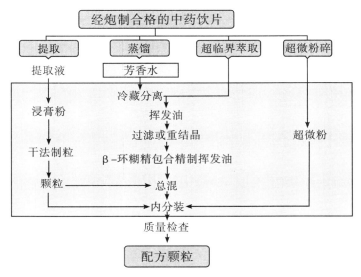

图 4 中药配方颗粒生产工艺图
（来源：四川新绿色药业科技发展有限公司资料）

（二）中药配方颗粒的特点和服用方法

1. 特点

（1）方便。

①能够替代传统饮片供中医师临床辨证施治，随症增减用量；

②不需要煎煮，临用时用温开水配成冲剂；

③小剂量精细包装，冲服浓度可自行调节，服用剂量小；

④单位药物重量轻、体积小，储存和运输方便；

⑤复合铝箔包装，携带、储存方便；

⑥安全卫生、防潮防蛀、保质期长；

⑦药品名称印刷清晰，配方清洁卫生，有利于加强中药管理；

⑧现代化调剂设备，快速精准，可自动提示十八反、十九畏。

（2）安全。

①原材料是经过严格质量控制的、炮制过的传统中药饮片；

②经现代化制药技术提取、分离、浓缩、干燥、制粒、包装而成；

③规格统一、标准一致，疗效确切、稳定。

（3）有效。

①临床对照和试验鉴定与传统饮片具有相同的有效成分、性味归经、主治功效；

②单位质量有效成分比传统饮片高若干倍；

③药性强、药效高、作用迅速。

2. 服用方法

将一剂药（一日量）中的每一袋药物倒入同一杯中，先用少量温水浸润 1 ～ 2 分钟，然后用适量的开水冲化、搅拌、调匀后密封 2 ～ 3 分钟待溶解充分，分 2 次服用。服用时间根据方剂功效的不同，遵照医嘱选择饭前或饭后服用。

（三）中药配方颗粒的推广意义

对中医药学科而言，推广单味中药配方颗粒是一项有历史性意义的举措。在中医药发展史上有几个标志性时代：《黄帝内经》奠定了中医药的理论与实践基础。《伤寒杂病论》等以《伤寒论》为代表的经典医籍，建立了辨证施治、随证加减的中医临床实践思想，此后的温病学说、金元四大家等都是在辨证论治的基础上衍生出来的。从 20 世纪末到 21 世纪初，中医药的发展进入了一个以现代化、国际化为主题的新的历史时期。可以说，实现中医药的现代化、国际化是当代中医药发展的时代性标志。在新时期，我们首先要做的，而且能够做到的，就是推进中医药的标准化、客观化。而推广免煎中药饮片，是我们实现中药标准化、客观化的第一步，由它所带动的中医药理论与实践的发展必将在中医药发展史上占据重要的历史地位。对广大患者而言，推广免煎中药饮片，将为患者提供更高效、安全、稳定、方便、快捷、便宜、科学的治疗手段，使中医药以崭新的形象出现在世人面前。

（四）中药配方颗粒的应用范围

在国家中医药管理局和广东省中医药管理局联合进行的免煎中药临床观察试验的报告中，曾经对 2 万张处方进行分析，其中适合传统中药饮片应用的专科都能应用免煎中药，而且免煎中药的即冲即服特性还促进了中药复方（单味）在急症医学中的应用。从使用方法上看，免煎中药既可以内服，也可以用来灌肠、熏洗、冲洗、湿敷、外敷、雾化等。

中药单味配方颗粒的工业化为中医阴阳分药分时服用方剂学理论的实施提供了可行性保证。在一般情况下，中药熬煮需要花费大量的时间。现代的人工作压力大，工作节奏快，熬煮一个方剂的时间都觉得麻烦，一天熬煮两个方剂是不可想象的。但是，中药配方颗粒的标准化却为中药阴阳分药分时服用方剂学理论提供了现实的可行性。

（五）中药配方颗粒的临床应用现状

中药配方颗粒在日本、韩国、新加坡等国家和我国台湾地区应用相对较多，已经有了比较丰富的临床实践经验，也取得了很好的疗效。当然，这些国家和地区在中医学传统、政策法规、产品加工方法、发展思路上会有所不同。因此，这些国家和地区的临床实践结果只能为我们提供部分的佐证。中药配方颗粒在我国大陆地区的应用时间还比较短，仍需大力推广，由于我们起步比较晚，大量的基础工作需要从头开始。

我国中药配方颗粒行业近几年市场规模加速扩大，根据《广州日报》报道，2022年中国中药配方颗粒市场规模为 419.9 亿元，同比增长 20%。从临床应用范围上看，中药配方颗粒几乎适用于所有的专科疾病，尤其在中医急症治疗方面，可以发挥即冲即服的优点，有效促进中医急症医学的发展。目前来看，大量的临床应用资料显示，中药配方颗粒与传统煎剂相比疗效相近，且具有更卫生、更易服等优点，值得推广应用。

三、中药配方颗粒制剂组合方剂的开方、发药和使用

问诊开方、发药和使用，是使用中药配方颗粒治病的三个环节。每个环节中的每一步，都非常重要。由于中药配方颗粒制剂都是智能中药方发药，变数相对较小，所以其中的关键的两步是开方和使用。

（一）中医阴阳分药分时服用方剂的开方

处方是指由注册的执业医师或执业助理医师在诊疗活动中为患者开具的，由取得药学专业技术职务任职资格的药学专业技术人员审核、调配和核对，并作为患者用药凭证的医疗文书。处方包括医疗机构病区用药医嘱单。中医饮片或中药配方颗粒处方是医生辨证论治的方案，也是临床运用中药的具体形式。医师根据医疗、预防、保健需要，按照诊疗规范，以及说明书中的药品适应证、药理作用、用法、用量、禁忌、不良反应和注意事项等开具处方。开具麻醉药品、精神药品、医疗用毒性药品、放射性药品的处方须严格遵守有关法律法规的规定。因此，处方不仅要在内容上做到药证相符、配伍合理、药量恰当，而且在形式上也应做到规范书写、药剂用量及用法标注明确、字迹清晰端正等。针对一个疾病，传统的阴阳合药方剂一般开具一个方剂处方，而中医阴阳分药分时服用方剂却开具两个方剂，阳药处方标记 1，阴药处方标记 2。每个处方要标记服药的时间、阴药和阳药服用的先后顺序。其他开方过程和规则与传统处方是一致的。

（二）处方类型与格式

1. 处方类型

处方标准由国家卫生行政主管部门统一规定，处方格式由省、自治区、直辖市卫生行政主管部门统一制定，处方用纸由医疗机构按照规定的标准和格式印刷。医疗处方分为普通处方、急诊处方、儿科处方、麻醉药品和第一类精神药品处方、第二类精神药品处方。处方印刷用纸分别为白色、淡黄色、淡绿色、淡红色，右上角标注"急诊"的为淡黄色，右上角标注"儿科"的为淡绿色，右上角标注"麻、精一"的为淡红色，右上角标注"精二"的为白色。中药阴阳合药方剂大部分都是普通处方，少数会用到急诊或儿科处方。

2. 处方格式

处方格式一般由三部分组成：

（1）前记：包括医疗、预防、保健机构名称，处方编号，费用类别，患者姓名、性别、年龄，门诊或住院病历号，科别或病室和床位号，临床诊断，开具日期等，并可添加专科要求的项目。

（2）正文：以 Rp 或 R 标示，然后分列写明药品名称、剂型、规格、数量和用法用量。

（3）后记：医师签名或加盖专用签章，药品金额以及审核、调配、核对、发药的药学专业技术人员签名。

3. 处方书写要求

处方是供药房配药的依据，关系到治病的疗效甚至患者的性命安危，绝不可马虎了事。处方书写必须符合下列规则：

（1）处方记载的患者一般项目应清晰、完整，并与病历记载相一致。

（2）每张处方只限于一名患者的用药。

（3）处方字迹应当清楚，不得涂改。如有修改，必须在修改处签名并注明修改日期。

（4）处方一律用规范的中文或英文名称书写。医疗、预防、保健机构或医师、药师不得自行编制药品缩写名或使用代号。书写药品名称、剂量、规格、用法、用量要准确规范，不得使用"遵医嘱""自用"等含糊不清的字句。

（5）年龄必须写实际年龄，婴幼儿写日龄、月龄。必要时，婴幼儿要注明体重。

（6）西药、中成药、中药饮片要分别开具处方。

（7）西药、中成药处方，每一种药品另起一行。每张处方不得超过 5 种药品。

（8）中药饮片处方的书写，可按君、臣、佐、使的顺序排列；药物调剂、煎煮的特殊要求应注明在药品右上方，并加括号，如布包、先煎、后下等；对饮片的产地、炮制有特殊要求的，应在药名之前写明。

（9）一般应按照药品说明书中的常用剂量使用，特殊情况需超剂量使用时，应注明原因并再次签名。

（10）为便于药学专业技术人员审核处方，医师开具处方时，除特殊情况外，必须注明临床诊断。

（11）开具处方后的空白处应画一斜线，以示处方完毕。

（12）处方医师的签名式样和专用签章必须与院内药学部门留样备查的式样相一致，不得任意改动，否则应重新登记留样备案。

（13）药品名称以《中华人民共和国药典》（以下简称《药典》）收载的药品名称或药典委员会公布的《中国药品通用名称》或经国家批准的专利药品名为准。如无收载，可采用通用名或商品名。药名简写或缩写必须为国内通用写法。

（14）中成药和医院制剂品名的书写应当与正式批准的名称一致。

（15）药品剂量与数量一律用阿拉伯数字书写。剂量应当使用公制计量单位，重量以克（g）、毫克（mg）、微克（μg）、纳克（ng）为单位，容量以升（L）、毫升（mL）为单位。片剂、丸剂、胶囊剂、冲剂分别以片、丸、粒、袋为单位；溶液剂以支、瓶为单位；软膏及霜剂以支、盒为单位；注射剂以支、瓶为单位，并注明含量；饮片以剂、服为单位；气雾剂以瓶、支为单位。

（16）处方一般不得超过 7 日用量；急诊处方一般不得超过 3 日用量；对于某些慢性病、老年病或特殊情况，处方用量可适当延长，但医师必须注明理由。

（17）麻醉药品、精神药品、医疗用毒性药品、放射性药品的处方用量应当严格执行国家有关规定。开具麻醉药品处方时，应有病历记录。

（18）医师利用计算机开具普通处方时，需同时打印纸质处方，其格式与手写处方一致，打印的处方经签名后有效。药学专业技术人员核发药品时，必须仔细核对打印处方无误后，方可发给药品，并将打印处方收存备查。

（三）中药处方格式及书写规范

1. 中药处方的内容

中药处方包括中药饮片处方、中成药（含院内中药制剂，下同）处方，饮片与中成药应分别单独开具处方。医师开具中药处方时，应以中医药理论为指导，并遵循安全、有效、经济的原则。中药处方应包含以下内容：

（1）一般项目，包括医疗、预防、保健机构名称，费用类别，患者姓名、性别、年龄，门诊或住院病历号，科别或病区床位号等。

（2）中医诊断，包括病名和证候。

（3）药品名称、数量、用量、用法，中成药还应标明剂型、规格。

（4）医师签名或加盖专用签章、处方日期。

（5）药品金额，审核、调配、核对、发药药师签名或加盖专用签章。

2. 中药配方颗粒处方要求

中药配方颗粒处方的书写与中药饮片处方类似，也应遵循以下要求：

（1）应当按照君、臣、佐、使的顺序排列。

（2）名称应按《药典》规定准确使用，应符合《国家中医药管理局关于中药饮片处方用名和调剂给付有关问题的通知》的要求。

（3）剂量应当使用公制单位，用阿拉伯数字书写，一般应以克（g）为单位，"g"（单位名称）紧随数值后。

（4）对饮片的产地、炮制有特殊要求的，应当在药品名称之前写明。

（5）处方中可根据整张药味多少选择每行排列的药味数，每行排列的药味数相同，并要求横排及上下排列整齐。

（6）中药配方颗粒用法用量应当符合《药典》规定，无配伍禁忌。有配伍禁忌和超剂量使用时，应在药品上方再次签名。

（7）中药配方颗粒剂数应以"剂"为单位。

（8）处方用法用量紧随剂数之后，包括每日剂量、服用方法（内服、外用）、服用要求（温服、凉服、顿服、慢服、饭前服、饭后服、空腹服）等内容，例如："方剂1（阳药），标记1。每日1剂，每天早上空腹温服1剂；方剂2（阴药），标记2。每日

1 剂，每天晚上饭前温服 1 剂"。

（9）按毒麻药品管理的中药配方颗粒的使用应当严格遵守有关法律法规和规章的规定。

四、中医阴阳分药分时服用方剂的发放

（一）分拣小袋包装中药配方颗粒组成中医阴阳分药分时服用方剂

中药配方颗粒规格有两种，一种是大罐包装，用于智能中药房发药，另一种是小袋包装。按照小袋包装的产品规格，每袋装的 * 克颗粒相当于 * 克中药饮片。这种小袋包装适用于小型中医诊所或者小型中医院。产品采用单剂量小袋包装主要是基于防潮的考虑，为保持产品的原汁原味，生产过程中未加入任何防潮剂。包装规格按照每一味药的成人一日量确定（指干燥后的生药在汤剂中的成人一日内服量），成人用量是依据《药典》、本草著作及当代中医临床习惯用药量来确定的。一般成人处方，每味药用一小袋即可，特殊情况可以加量，如补阳还五汤，黄芪可用 3 ～ 6 包。5 岁以下小儿用量通常为成人量的 1/4；5 ～ 9 岁按成人用量减半；9 ～ 12 岁按成人量的 2/3 服用。对于这类儿童患者，先将成人每日剂量药加水溶解后，先喝 1/4 或 1/2，剩余部分盖好放入冰箱中，喝时加热。掌握用量的关键，因此要逐步熟悉"中药配方颗粒品种规格表"。

医生熟悉每袋的规格后，直接用包数开处方。此法不仅医生容易掌握，而且方便医院的计价和发药。如：

阴阳分药分时银翘汤阳药：黄芪 1 包、红参 1 包、桔梗 1 包、薄荷 1 包、白术 1 包、甘草 1 包、荆芥 1 包、桂枝 1 包。

阴阳分药分时银翘汤阴药：连翘 1 包、金银花 1 包、淡竹叶 1 包、甘草 1 包、竹茹 1 包、淡豆豉 1 包、牛蒡子 1 包、柴胡 1 包。

（二）智能中药房自动发药中医阴阳分药分时服用中药配方颗粒方剂

中药配方的大罐包装主要用于自动发药机发药。自动发药机发药以中药配方颗粒为基础，以自动发药机为技术核心，采用全自动发药模式，一次配多服处方药。配药模式采用流水线设计，最快可支持 3 秒 / 服，无须手工配药，计量准确，使用安全，取药快捷，同时实现了处方的高效管理。整个发药过程独立封闭，无人工干预，保证药品不受污染，可用于处方量较大的医院。

1. 智能中药房的特点

（1）药品计量精准，采用感应称重，误差控制在 ±0.01g。

（2）杜绝污染，药盖与分装药盒间无连接装置，杜绝交叉污染；发药过程密闭，自动封口，无二次污染。

（3）发药效率高，配药速度最快可达10秒/服，比传统中药房工作效率提升6～10倍，比其他设备提升3～5倍；有自动纠错功能，确保无错发、无漏发。

（4）药房管理数字化，无缝对接医院HIS系统；开方—划价—收费—发药快速完成。

（5）占地面积小，最小只需10平方米，一套设备可容纳480味颗粒。

2. 中医阴阳分药分时服用方剂的开方和发药

医生开好方剂后，直接传送配方到智能中药房，智能中药房的工作人员根据方剂抓药，一服药会均匀分成1格或2格，少数分成3格，然后发药给患者，例如：

（1）阴阳分药分时麻黄汤阳药。

【组成】麻黄9～15克，桂枝6～12克，炙甘草6～12克，大枣6～12克。

【用法】抓中药复方颗粒制剂，一服药一格，如果是急性发病，先冲服一格，不拘时间，当然最好的服药时间是早上和中午，阳气升发，有利于发汗；如果是慢性疾病，早上或者中午饭前用100～150毫升热开水冲服，阳药阳时服用。

（2）阴阳分药分时麻黄汤阴药。

【组成】杏仁6～12克，白芍6～12克，生地黄15～30克，柴胡6～12克。

【用法】抓中药复方颗粒制剂，一服药一格，如果是急性发病，先冲服阳药，服用半个小时到一个小时后发汗，发汗后再口服阴药；如果是慢性疾病，晚饭前或者睡觉前一个小时用100～150毫升热开水冲服，阴药阴时服用。

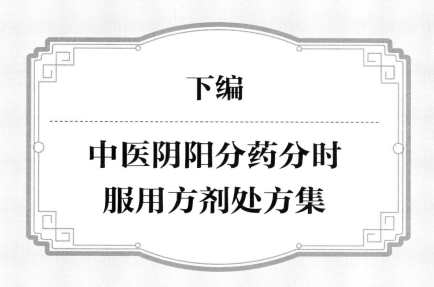

下编

中医阴阳分药分时
服用方剂处方集

第三章　常见慢性消化内科疾病

1. 反流性食管炎

【临床表现】胸骨后灼痛，胃灼热感，反酸，吞咽疼痛或吞咽困难。

【功效】阳药补气升阳，健脾养胃；阴药疏肝清热，和胃降逆。

【阳药处方及用法】

阳药处方：炙甘草 6～12 克，肉桂 6～12 克，红参 5～15 克，白术 5～15 克，桂枝 6～12 克，厚朴 6～12 克，桔梗 6～12 克，川芎 6～12 克，当归 10～20 克，半夏曲 6～12 克，砂仁 6～12 克。

用法：去中医院抓阳药中药配方颗粒制剂，标记 1。一服药两格，早餐后服用阳药颗粒一格。

【阴药处方及用法】

阴药处方：柴胡 6～12 克，白芍 10～20 克，蒲公英 10～20 克，代赭石 15～30 克，海螵蛸 6～12 克，丹参 10～20 克，麦冬 10～20 克，郁金 10～20 克，茯苓 10～20 克。

用法：去中医院抓阴药中药配方颗粒制剂，标记 2。一服药两格，晚餐前服用阴药颗粒一格。

2. 慢性胃炎

【临床表现】上腹疼痛或上腹胀闷，嗳气反酸，口干口苦，纳呆。

【功效】阳药补气升阳，健脾消食；阴药疏肝理气，和胃止痛。

【阳药处方及用法】

阳药处方：炙甘草 6～12 克，肉桂 6～12 克，红参 5～15 克，白术 5～15 克，桂枝 6～12 克，厚朴 6～12 克，桔梗 6～12 克，川芎 6～12 克，当归 10～20 克，半夏曲 6～12 克，砂仁 6～12 克，醋延胡索 6～18 克，乌药 6～18 克。

用法：去中医院抓阳药中药配方颗粒制剂，标记 1。一服药两格，早餐后服用阳药颗粒一格。

【阴药处方及用法】

阴药处方：柴胡 6～12 克，白芍 10～20 克，蒲公英 10～20 克，黄芩 10～20 克，生地黄 10～20 克，玄参 10～20 克，丹参 10～20 克，麦冬 10～20 克，沉香 6～12 克，茯苓 10～20 克。

用法：去中医院抓阴药中药配方颗粒制剂，标记 2。一服药两格，晚餐前服用阴药颗粒一格。

3. 消化性溃疡

【临床表现】上腹痛有规律，或饭前、夜间痛，进食后缓解或进食后上腹胀满，反酸，乏力，纳呆。

【功效】阳药温阳健脾，保养修复消化道黏膜；阴药滋阴生津，养胃。

【阳药处方及用法】

阳药处方：炙甘草 5～15 克，肉桂 6～12 克，红参 5～15 克，炒白术 10～30 克，干姜 6～12 克，桂枝 6～12 克，半夏曲 6～12 克，桔梗 6～12 克，当归 15～30 克，川芎 6～12 克，三七 4～8 克，鱼鳔 6～12 克，阿胶 6～12 克，醋延胡索 6～12 克，白芷 6～12 克。

用法：去中医院抓阳药中药配方颗粒制剂，标记 1。一服药两格，早餐后服用阳药颗粒一格。

【阴药处方及用法】

阴药处方：白及 10～20 克，白芍 10～20 克，海螵蛸 10～20 克，麦冬 10～20 克，薏苡仁 15～30 克，葛根 15～30 克，蒲公英 15～30 克，柴胡 6～12 克，茯苓 6～12 克。

用法：去中医院抓阴药中药配方颗粒制剂，标记 2。一服药两格，晚餐前服用阴药颗粒一格。

4. 萎缩性胃炎

【临床表现】上腹胀满或隐痛，嗳气，纳呆，神疲乏力。

【功效】阳药扶阳健脾，旺火生土；阴药滋阴养胃，修复消化道黏膜。

【阳药处方及用法】

阳药处方：制附子 5～15 克，炙甘草 5～15 克，黄芪 15～30 克，红参 5～15 克，白术 10～30 克，川芎 6～12 克，当归 10～20 克，陈皮 6～12 克，干姜 6～12 克，大枣 6～12 克，鹿角胶 3～6 克，紫河车 3～6 克，阿胶 6～12 克，三七 4～8 克，神曲 6～12 克。

用法：去中医院抓阳药中药配方颗粒制剂，标记 1。一服药两格，早餐后服用阳药颗粒一格。

【阴药处方及用法】

阴药处方：太子参 15～30 克，石斛 10～20 克，麦冬 6～12 克，白及 10～20 克，葛根 15～30 克，白花蛇舌草 15～30 克，柴胡 10～30 克，枳壳 10～20 克，炒鸡内金 6～12 克，丹参 6～12 克。

用法：去中医院抓阴药中药配方颗粒制剂，标记 2。一服药两格，晚餐前服用阴药

颗粒一格。

5. 急性胃肠炎

【临床表现】腹泻，腹痛，呕吐，发热伴恶寒。

【功效】阳药温阳健脾，止呕止泻；阴药清热利湿，清肠排毒。

【阳药处方及用法】

阳药处方：黄芪 15～30 克，红参 5～15 克，苍术 10～30 克，炙甘草 6～12 克，川芎 6～12 克，厚朴 6～12 克，广藿香 10～20 克，陈皮 6～12 克，干姜 6～12 克，当归 10～20 克，木香 6～12 克，大腹皮 10～20 克。

用法：去中医院抓阳药中药配方颗粒制剂，标记 1。一服药两格，先服用阳药一格或两格，隔开一个小时或两个小时后服用阴药；如此交替。

【阴药处方及用法】

阴药处方：黄连 6～12 克，黄芩 6～12 克，栀子 6～12 克，决明子 6～12 克，蒲公英 15～30 克，白头翁 15～30 克，五味子 6～12 克，金钱草 15～30 克，薏苡仁 15～30 克，葛根 15～30 克。

用法：去医院抓阴药中药配方颗粒制剂，标记 2。一服药两格，先服用阳药一个小时或两个小时后再服用阴药；如此交替。

6. 肠易激综合征

【临床表现】反复腹痛腹泻，大便溏稀，容易发生溏泻，泻后痛减。

【功效】阳药补火生土，温阳健脾；阴药疏肝祛湿，养胃排毒。

【阳药处方及用法】

阳药处方：黄芪 15～30 克，红参 5～15 克，炒白术 6～12 克，炙甘草 6～15 克，防风 10～20 克，山药 10～20 克，神曲 6～12 克，炮姜 6～12 克，大枣 6～12 克，吴茱萸 6～12 克，盐补骨脂 10～20 克，砂仁 6～12 克，淫羊藿 6～12 克，醋延胡索 6～12 克，白芷 6～12 克，木香 6～12 克。

用法：去中医院抓阳药中药配方颗粒制剂，标记 1。一服药两格，早餐后服用阳药颗粒一格。

【阴药处方及用法】

阴药处方：柴胡 6～12 克，黄芩 10～20 克，白芍 10～20 克，生地黄 10～30 克，丹参 15～30 克，麦冬 10～30 克，炒麦芽 15～30 克，茯苓 10～20 克，炒鸡内金 6～12 克，五味子 10～20 克，山茱萸 10～20 克，石榴皮 6～12 克。

用法：去中医院抓阴药中药配方颗粒制剂，标记 2。一服药两格，晚餐前服用阴药颗粒一格。

7. 溃疡性结肠炎

【临床表现】腹痛，大便清稀、完谷不化，或滑脱不禁，或五更肠鸣引起的腹痛、腹泻，或泻下脓血，食少，神疲乏力，四肢不温。

【功效】阳药温补脾肾，健胃消食；阴药滋阴养胃，固肠止泻。

【阳药处方及用法】

阳药处方：淡附片 6～12 克，炙甘草 6～12 克，黄芪 15～30 克，红参 5～15 克，炒白术 6～12 克，肉桂 6～12 克，山药 10～20 克，神曲 6～12 克，炮姜 6～12 克，大枣 6～12 克，吴茱萸 6～12 克，盐补骨脂 10～20 克，砂仁 6～12 克，淫羊藿 6～12 克，丁香 6～12 克。

用法：去中医院抓阳药中药配方颗粒制剂，标记 1。一服药两格，早餐后服用阳药颗粒一格。

【阴药处方及用法】

阴药处方：柴胡 6～12 克，黄芩 10～20 克，白芍 10～20 克，升麻 6～12 克，丹参 15～20 克，麦冬 10～20 克，炒麦芽 15～30 克，茯苓 10～20 克，炒鸡内金 6～12 克，五味子 10～20 克，山茱萸 10～20 克，诃子 6～12 克。

用法：去中医院抓阴药中药配方颗粒制剂，标记 2。一服药两格，晚餐前服用阴药颗粒一格。

8. 肝硬化

【临床表现】神疲乏力，纳呆，腹胀闷或腹胀大，面色黧黑，形体消瘦，心烦寐少。

【功效】阳药扶阳健脾，补土生金；阴药滋阴生血生津，滋养肝肾，软坚化结。

【阳药处方及用法】

阳药处方：淡附片 6～12 克，炙甘草 6～12 克，黄芪 15～30 克，红参 5～15 克，炒白术 6～12 克，肉桂 6～12 克，山药 10～20 克，神曲 15～30 克，干姜 6～12 克，大枣 6～12 克，吴茱萸 6～12 克，盐补骨脂 10～20 克，砂仁 6～12 克，淫羊藿 6～12 克，三七 6～12 克。

用法：去中医院抓阳药中药配方颗粒制剂，标记 1。一服药两格，早餐后服用阳药颗粒一格。

【阴药处方及用法】

阴药处方：柴胡 6～12 克，太子参 15～30 克，白芍 10～20 克，升麻 6～12 克，丹参 15～30 克，泽泻 10～20 克，炒麦芽 15～30 克，茯苓 10～20 克，炒鸡内金 6～12 克，五味子 10～20 克，山茱萸 10～20 克，醋鳖甲 15～30 克，牡蛎 15～30 克，海藻 10～20 克，昆布 10～20 克。

用法：去中医院抓阴药中药配方颗粒制剂，标记 2。一服药两格，晚餐前服用阴药

颗粒一格。

9. 慢性非特异性溃疡性结肠炎

【临床表现】腹痛，腹泻有黏液或脓血便，腹胀，食欲缺乏。

【功效】阳药扶阳补气，健胃消食；阴药清热化湿，滋阴养肠。

【阳药处方及用法】

阳药处方：炙甘草 6～12 克，黄芪 15～30 克，党参 10～20 克，炒白术 6～12 克，木香 6～12 克，山药 10～20 克，神曲 15～30 克，干姜 6～12 克，大枣 6～12 克，盐补骨脂 10～20 克，砂仁 6～12 克，淫羊藿 6～12 克，三七 6～12 克。

用法：去中医院抓阳药中药配方颗粒制剂，标记1。一服药两格，早餐后服用阳药颗粒一格。

【阴药处方及用法】

阴药处方：黄芩 6～12 克，太子参 15～30 克，白芍 10～20 克，黄连 6～12 克，丹参 15～30 克，泽泻 10～20 克，炒麦芽 15～30 克，茯苓 10～20 克，炒鸡内金 6～12 克，五味子 10～20 克，山茱萸 10～20 克，蒲公英 15～30 克，地榆 10～20 克。

用法：去中医院抓阴药中药配方颗粒制剂，标记2。一服药两格，晚餐前服用阴药颗粒一格。

10. 胃下垂

【临床表现】脘腹胀满，餐后、站立、行走或劳累后加重，平卧时减轻，食少，短气懒言，疲乏，体瘦，面色萎黄，大便溏薄或脱肛。

【功效】阳药补气升阳，健脾消食；阴药清热化湿，敛阴排毒。

【阳药处方及用法】

阳药处方：炙甘草 6～12 克，黄芪 15～30 克，党参 15～30 克，炒白术 6～12 克，木香 6～12 克，山药 10～20 克，神曲 6～12 克，干姜 6～12 克，大枣 6～12 克，盐补骨脂 10～20 克，砂仁 6～12 克，淫羊藿 6～12 克。

用法：去中医院抓阳药中药配方颗粒制剂，标记1。一服药两格，早餐后服用阳药颗粒一格。

【阴药处方及用法】

阴药处方：升麻 6～12 克，太子参 15～30 克，白芍 10～20 克，柴胡 6～12 克，丹参 15～30 克，泽泻 10～20 克，炒麦芽 15～30 克，茯苓 10～20 克，炒鸡内金 6～12 克，五味子 10～20 克，山茱萸 10～20 克，枳实 10～20 克。

用法：去中医院抓阴药中药配方颗粒制剂，标记2。一服药两格，晚餐前服用阴药颗粒一格。

11. 习惯性便秘

【临床表现】大便秘结，干燥，无力排便或腹胀，腹痛。

【功效】阳药扶阳健脾，补气行滞；阴药滋阴生津，润肠通便。

【阳药处方及用法】

阳药处方：炙甘草6～12克，黄芪15～30克，党参10～20克，炒白术6～12克，木香6～12克，山药10～20克，神曲6～12克，干姜6～12克，大枣6～12克，当归10～20克，砂仁6～12克，肉苁蓉10～20克。

用法：去中医院抓阳药中药配方颗粒制剂，标记1。一服药两格，早餐后服用阳药颗粒一格。

【阴药处方及用法】

阴药处方：升麻6～12克，麦冬15～30克，白芍10～20克，柴胡6～12克，丹参15～30克，玄参10～20克，炒麦芽15～30克，桃仁10～20克，生地黄15～30克，火麻仁10～20克，郁李仁10～20克，柏子仁10～20克，枳实10～20克。

用法：去中医院抓阴药中药配方颗粒制剂，标记2。一服药两格，晚餐前服用阴药颗粒一格。

12. 脂肪肝

【临床表现】乏力，腹胀满，肝区不适或疼痛，体胖腹圆，B超提示脂肪肝，或CT提示肝CT值小于1，或脾CT值小于1。

【功效】阳药扶阳健脾，健脾化浊；阴药理气消积，滋养肝肾。

【阳药处方及用法】

阳药处方：桂枝6～12克，黄芪15～30克，党参10～20克，炒白术6～12克，丁香6～12克，神曲10～15克，干姜6～12克，当归10～20克，川芎6～12克，砂仁6～12克，肉桂6～12克，半夏曲6～12克。

用法：去中医院抓阳药中药配方颗粒制剂，标记1。一服药两格，早餐后服用阳药颗粒一格。

【阴药处方及用法】

阴药处方：薏苡仁15～30克，荷叶10～20克，桑叶10～20克，玉米须10～20克，泽泻10～20克，郁金10～20克，山楂10～20克，决明子10～20克，炒鸡内金6～12克，茯苓10～20克，枳实10～20克，槐花10～20克。

用法：去中医院抓阴药中药配方颗粒制剂，标记2。一服药两格，晚餐前服用阴药颗粒一格。

13. 肝硬化腹水

【临床表现】腹胀大如鼓，皮色苍黄，乏力，气短，纳呆，形体消瘦，肝硬化失代偿期腹水。

【功效】阳药强旺心火，扶阳利水，健脾消食；阴药燥湿利水，活血养肝。

【阳药处方及用法】

阳药处方：淡附片 10～15 克，炙甘草 10～15 克，桂枝 6～12 克，黄芪 15～30 克，红参 10～15 克，炒白术 6～12 克，木香 6～12 克，神曲 10～15 克，干姜 6～12 克，当归 10～20 克，川芎 6～12 克，砂仁 6～12 克，肉桂 6～12 克，半夏曲 6～12 克，大腹皮 10～20 克，三七 6～12 克。

用法：去中医院抓取阳药中药配方颗粒制剂，标记 1。一服药两格，早餐后服用阳药颗粒一格。

【阴药处方及用法】

阴药处方：薏苡仁 15～30 克，柴胡 6～12 克，泽泻 10～20 克，郁金 10～20 克，升麻 6～12 克，猪苓 10～20 克，盐车前子 10～20 克，茯苓 10～20 克，醋鳖甲 15～30 克，五味子 10～20 克，山茱萸 10～20 克，生地黄 10～20 克，天冬 10～20 克。

用法：去中医院抓阴药中药配方颗粒制剂，标记 2。一服药两格，晚餐前服用阴药颗粒一格。

14. 慢性腹泻

【临床表现】久泻不止，五更泻，食少不化，腹痛，腰酸，形寒肢冷，乏力。

【功效】阳药温阳健脾，健胃消食；阴药涩肠止泻，滋阴养胃。

【阳药处方及用法】

阳药处方：制附子 6～12 克，炙甘草 6～12 克，桂枝 6～12 克，黄芪 15～30 克，党参 15～30 克，炒白术 6～12 克，盐补骨脂 10～20 克，神曲 10～15 克，干姜 6～12 克，川芎 6～12 克，山药 10～20 克，吴茱萸 6～12 克，半夏曲 6～12 克，豆蔻 6～12 克，益智仁 6～12 克。

用法：去中医院抓阳药中药配方颗粒制剂，标记 1。一服药两格，早餐后服用阳药颗粒一格。

【阴药处方及用法】

阴药处方：薏苡仁 15～30 克，炒白扁豆 10～20 克，莲子 10～20 克，郁金 10～20 克，石榴皮 10～20 克，山茱萸 10～20 克，五味子 10～20 克，茯苓 10～20 克，麦冬 10～20 克，酸枣仁 10～20 克。

用法：去中医院抓阴药中药配方颗粒制剂，标记 2。一服药两格，晚餐前服用阴药

颗粒一格。

15. 消化不良

【临床表现】腹胀，不思饮食，反酸，矢气臭。

【功效】阳药温阳健脾，健胃消食；阴药燥湿健脾，养胃消食。

【阳药处方及用法】

阳药处方：莱菔子 10～20 克，炙甘草 6～12 克，肉桂 6～12 克，黄芪 15～30 克，党参 15～30 克，炒白术 6～12 克，砂仁 6～12 克，神曲 10～15 克，干姜 6～12 克，川芎 6～12 克，山药 10～20 克，半夏曲 6～12 克，豆蔻 6～12 克，益智仁 10～20 克。

用法：去中医院抓阳药中药配方颗粒制剂，标记 1。一服药两格，早餐后服用阳药颗粒一格。

【阴药处方及用法】

阴药处方：薏苡仁 15～30 克，太子参 15～30 克，山楂 10～20 克，郁金 10～20 克，炒酸枣仁 10～20 克，山茱萸 10～20 克，五味子 10～20 克，茯苓 10～20 克，麦芽 15～30 克，炒鸡内金 6～12 克，隔山消 6～12 克。

用法：去中医院抓阴药中药配方颗粒制剂，标记 2。一服药两格，晚餐前服用阴药颗粒一格。

16. 急性乙型肝炎

【临床表现】乏力，纳呆，肝区不适或隐痛，或身黄、目黄、小便黄，口干、口苦、口臭，乙肝病毒标志阳性。

【功效】阳药温阳健脾，升阳利胆；阴药清热利湿，解毒疏肝。

【阳药处方及用法】

阳药处方：制附子 6～12 克，炙甘草 6～12 克，肉桂 6～12 克，黄芪 15～30 克，党参 15～30 克，炒白术 6～12 克，砂仁 6～12 克，神曲 10～15 克，干姜 6～12 克，当归 10～20 克，川芎 6～12 克，半夏曲 6～12 克，益智仁 10～20 克。

用法：去中医院抓阳药中药配方颗粒制剂，标记 1。一服药两格，早餐后服用阳药颗粒一格。

【阴药处方及用法】

阴药处方：槐花 10～20 克，决明子 10～15 克，白花蛇舌草 15～30 克，郁金 10～20 克，茵陈 15～30 克，炒栀子 10～20 克，猪苓 10～20 克，薏苡仁 15～30 克，郁金 10～20 克，五味子 6～12 克，生地黄 15～30 克，菊花 6～12 克。

用法：去中医院抓阴药中药配方颗粒制剂，标记 2。一服药两格，晚餐前服用阴药颗粒一格。

17. 转氨酶高

【临床表现】乏力，食欲缺乏，肝区疼痛，皮肤发黄等。

【功效】阳药温阳健脾，升阳利胆；阴药清肝，柔肝，降酶，滋养肝肾。

【阳药处方及用法】

阳药处方：肉桂6～12克，黄芪15～30克，党参15～30克，炒白术6～12克，砂仁6～12克，神曲10～15克，干姜6～12克，当归10～20克，川芎6～12克，半夏曲6～12克，肉苁蓉10～20克，淫羊藿10～20克。

用法：去中医院抓阳药中药配方颗粒制剂，标记1。一服药两格，早餐后服用阳药颗粒一格。

【阴药处方及用法】

阴药处方：丹参10～20克，羚羊角1～2克，水牛角15～30克，郁金10～20克，茵陈15～30克，薏苡仁15～30克，白芍10～20克，麦冬15～30克，玄参15～30克，五味子6～12克，生地黄15～30克。

用法：去中医院抓阴药中药配方颗粒制剂，标记2。一服药两格，晚餐前服用阴药颗粒一格。

18. 急性黄疸型肝炎

【临床表现】乏力，食欲缺乏，厌油，恶心，或肝区不适，隐痛，身黄、尿黄、小便黄。

【功效】阳药温阳健脾，升阳利胆；阴药清热解毒，利湿退黄，滋阴养肝。

【阳药处方及用法】

阳药处方：桂枝6～12克，麻黄6～12克，细辛6～12克，肉桂6～12克，黄芪15～30克，党参15～30克，炒白术6～12克，砂仁6～12克，神曲10～15克，干姜6～12克，当归10～20克，川芎6～12克，半夏曲6～12克。

用法：去中医院抓阳药中药配方颗粒制剂，标记1。一服药两格，早餐后服用阳药颗粒一格。

【阴药处方及用法】

阴药处方：丹参10～20克，广金钱草10～15克，水牛角15～30克，郁金10～20克，茵陈10～15克，板蓝根10～15克，白茅根10～20克，桑叶10～15克，玉米须10～15克，牡丹皮10～20克，五味子10～15克，生地黄15～30克，绞股蓝3～6克，熊胆粉0.1～0.3克（单独购买，吞服）。

用法：去中医院抓阴药中药配方颗粒制剂，标记2。一服药两格，晚餐前服用阴药颗粒一格。

19. 慢性肝炎

【临床表现】超过半年，乏力，纳呆，肝区不适。

【功效】阳药温阳健脾，升阳利胆；阴药滋阴养肝，安心宁神。

【阳药处方及用法】

阳药处方：淡附片 10～15 克，炙甘草 10～15 克，桂枝 6～12 克，肉桂 6～12 克，黄芪 15～30 克，红参 10～15 克，炒白术 6～12 克，砂仁 6～12 克，神曲 10～15 克，干姜 6～12 克，当归 10～20 克，川芎 6～12 克，淫羊藿 6～12 克，补骨脂 6～12 克。

用法：去中医院抓阳药中药配方颗粒制剂，标记 1。一服药两格，早餐后服用阳药颗粒一格。

【阴药处方及用法】

阴药处方：丹参 10～20 克，白芍 10～20 克，麦冬 10～20 克，郁金 10～20 克，柴胡 6～12 克，板蓝根 10～15 克，白茅根 10～20 克，火炭母 10～15 克，田基黄 10～15 克，牡丹皮 10～20 克，五味子 10～15 克，生地黄 15～30 克，绞股蓝 3～6 克。

用法：去中医院抓阴药中药配方颗粒制剂，标记 2。一服药两格，晚餐前服用阴药颗粒一格。

20. 胆囊炎

【临床表现】腹部右肋疼痛，或牵扯后肩背，或呕吐纳差，或发热。

【功效】阳药升阳利胆，散热止痛；阴药疏肝利胆，滋阴养肝。

【阳药处方及用法】

阳药处方：醋延胡索 6～12 克，白芷 6～12 克，桂枝 6～12 克，肉桂 6～12 克，黄芪 15～30 克，红参 10～15 克，炒白术 6～12 克，砂仁 6～12 克，神曲 10～15 克，干姜 6～12 克，当归 10～20 克，川芎 6～12 克，淫羊藿 6～12 克，补骨脂 6～12 克。

用法：去中医院抓阳药中药配方颗粒制剂，标记 1。一服药两格，早餐后服用阳药颗粒一格。

【阴药处方及用法】

阴药处方：赤芍 10～20 克，白芍 10～20 克，黄芩 10～20 克，郁金 10～20 克，柴胡 6～12 克，板蓝根 15～30 克，白茅根 10～20 克，广金钱草 15～30 克，枳实 6～12 克，炒鸡内金 6～12 克，大黄 6～12 克，生地黄 15～30 克，绞股蓝 3～6 克，熊胆粉 0.1～0.3 克（单独购买，吞服）。

用法：去中医院抓阴药中药配方颗粒制剂，标记 2。一服药两格，晚餐前服用阴药颗粒一格。

第四章　常见慢性呼吸内科疾病

1. 风寒感冒

【临床表现】恶寒发热，周身关节疼痛，头痛，鼻塞，乏力。

【功效】阳药温阳祛寒祛湿；阴药滋阴生津，滋阴润肺。

【阳药处方及用法】

阳药处方：制附子6～12克，炙甘草6～12克，黄芪10～30克，肉桂6～12克，红参10～15克，砂仁3～6克，荆芥10～20克，羌活10～20克，醋延胡索6～12克，白芷6～12克，川芎6～12克，防风10～20克，桂枝6～12克，麻黄6～12克，细辛6～12克，大枣6～12克。

用法：去中医院抓阳药中药配方颗粒制剂，标记1。一服药两格，早餐后服用阳药颗粒一格。

【阴药处方及用法】

阴药处方：柴胡6～12克，黄芩6～12克，葛根15～30克，麦冬15～30克，茯苓10～30克，丹参10～20克，生地黄15～30克，五味子15～30克。

用法：去中医院抓阴药中药配方颗粒制剂，标记2。一服药两格，晚餐前服用阴药颗粒一格。

2. 风热感冒

【临床表现】发热，微恶风，咽痛，咳嗽，咳黄色痰，舌苔黄腻。

【功效】阳药疏风散热；阴药滋阴降火。

【阳药处方及用法】

阳药处方：炙甘草6～12克，黄芪10～30克，桂枝6～12克，党参10～15克，荆芥10～20克，薄荷10～20克，紫苏叶10～20克，藿香10～20克，麻黄6～12克，细辛6～12克，胖大海6～12克。

用法：去中医院抓阳药中药配方颗粒制剂，标记1。一服药两格，早餐后服用阳药颗粒一格。

【阴药处方及用法】

阴药处方：柴胡6～12克，黄芩6～12克，葛根15～30克，麦冬15～30克，菊花10～20克，丹参10～20克，连翘10～20克，大青叶10～20克，前胡10～20克，桑叶10～20克，牛蒡子10～20克。

用法：去中医院抓阴药中药配方颗粒制剂，标记2。一服药两格，晚餐前服用阴药颗粒一格。

3. 慢性扁桃体腺炎

【临床表现】扁桃体肥大，咽痛，咽干，咽中有异物感者。

【功效】阳药温阳健脾，祛痰排毒；阴药滋阴生津，清痰排毒。

【阳药处方及用法】

阳药处方：黄芪10～30克，桂枝6～12克，红参10～15克，荆芥10～20克，紫苏叶10～20克，藿香10～20克，当归10～20克，麻黄6～12克，桔梗6～12克，川芎6～12克，陈皮6～12克，橘红6～12克。

用法：去中医院抓阳药中药配方颗粒制剂，标记1。一服药两格，早餐后服用阳药颗粒一格。

【阴药处方及用法】

阴药处方：柴胡6～12克，黄芩6～12克，葛根15～30克，玄参10～20克，菊花10～20克，丹参10～20克，连翘10～20克，金银花15～30克，枇杷叶9～18克，桑叶10～20克，板蓝根10～20克。

用法：去中医院抓阴药中药配方颗粒制剂，标记2。一服药两格，晚餐前服用阴药颗粒一格。

4. 慢性支气管炎

【临床表现】咳嗽，咳白色泡沫样痰，气短。

【功效】阳药温阳健脾，补土生金；阴药滋阴生津，排痰润肺。

【阳药处方及用法】

阳药处方：黄芪10～30克，桂枝6～12克，红参10～15克，白术10～20克，陈皮6～12克，法半夏10～20克，当归10～20克，麻黄6～12克，山药10～20克，盐补骨脂10～20克，淫羊藿10～20克，川芎6～12克，紫苏子6～12克，桔梗10～20克。

用法：去中医院抓阳药中药配方颗粒制剂，标记1。一服药两格，早餐后服用阳药颗粒一格。

【阴药处方及用法】

阴药处方：柴胡6～12克，黄芩6～12克，牛蒡子10～20克，玄参10～20克，生地黄10～20克，丹参10～20克，天冬10～20克，金银花15～30克，枇杷叶9～18克，桑叶10～20克。

用法：去中医院抓阴药中药配方颗粒制剂，标记2。一服药两格，晚餐前服用阴药颗粒一格。

5. 支气管哮喘、喘息性支气管炎

【临床表现】咳嗽，咳白色泡沫样痰，气短。

【功效】阳药扶阳健脾，祛湿排痰，补土生金；阴药滋阴生津，润肺止咳。

【阳药处方及用法】

阳药处方：淡附片 10 ～ 15 克，炙甘草 10 ～ 15 克，桂枝 6 ～ 12 克，黄芪 10 ～ 30 克，红参 10 ～ 15 克，白术 10 ～ 20 克，陈皮 6 ～ 12 克，法半夏 10 ～ 20 克，当归 10 ～ 20 克，麻黄 6 ～ 12 克，山药 10 ～ 20 克，盐补骨脂 10 ～ 20 克，淫羊藿 10 ～ 20 克，川芎 6 ～ 12 克，紫苏子 6 ～ 12 克，细辛 6 ～ 12 克。

用法：去中医院抓阳药中药配方颗粒制剂，标记 1。一服药两格，早餐后服用阳药颗粒一格。

【阴药处方及用法】

阴药处方：柴胡 6 ～ 12 克，黄芩 6 ～ 12 克，牛蒡子 10 ～ 20 克，玄参 10 ～ 20 克，生地黄 10 ～ 20 克，丹参 10 ～ 20 克，天冬 10 ～ 20 克，槐花 10 ～ 20 克，罗汉果 10 ～ 15 克，五味子 10 ～ 20 克。

用法：去中医院抓阴药中药配方颗粒制剂，标记 2。一服药两格，晚餐前服用阴药颗粒一格。

6. 体虚感冒

【临床表现】素体虚寒，感受外邪，恶寒发热，身体倦怠，咳嗽。

【功效】阳药扶阳健脾，补虚祛痰；阴药滋阴生津，润肺止咳。

【阳药处方及用法】

阳药处方：黄芪 10 ～ 30 克，桂枝 6 ～ 12 克，红参 10 ～ 15 克，白术 10 ～ 20 克，陈皮 6 ～ 12 克，法半夏 10 ～ 20 克，当归 10 ～ 20 克，麻黄 6 ～ 12 克，山药 10 ～ 20 克，干姜 6 ～ 12 克，防风 10 ～ 20 克，川芎 6 ～ 12 克，紫苏叶 10 ～ 20 克，荆芥 10 ～ 20 克。

用法：去中医院抓阳药中药配方颗粒制剂，标记 1。一服药两格，早餐后服用阳药颗粒一格。

【阴药处方及用法】

阴药处方：柴胡 6 ～ 12 克，黄芩 6 ～ 12 克，葛根 15 ～ 30 克，玄参 10 ～ 20 克，生地黄 10 ～ 20 克，丹参 10 ～ 20 克，天冬 10 ～ 20 克，前胡 10 ～ 20 克，罗汉果 10 ～ 15 克，五味子 10 ～ 20 克，炒酸枣仁 10 ～ 20 克。

用法：去中医院抓阴药中药配方颗粒制剂，标记 2。一服药两格，晚餐前服用阴药颗粒一格。

7. 感冒后期

【临床表现】 咽喉痒，咽干，咳嗽，干咳或咳少量白色黏液痰。

【功效】 阳药温阳健脾，补土生金；阴药滋阴生津，润肺止咳。

【阳药处方及用法】

阳药处方：黄芪 10～30 克，红参 10～15 克，白术 10～20 克，陈皮 6～12 克，当归 10～20 克，山药 10～20 克，干姜 6～12 克，紫菀 10～20 克，川芎 6～12 克，款冬花 10～20 克，紫苏子 10～20 克，荆芥 10～20 克。

用法：去中医院抓阳药中药配方颗粒制剂，标记 1。一服药两格，早餐后服用阳药颗粒一格。

【阴药处方及用法】

阴药处方：柴胡 6～12 克，黄芩 6～12 克，枇杷叶 9～18 克，百部 10～20 克，生地黄 10～20 克，丹参 10～20 克，天冬 10～20 克，前胡 10～20 克，罗汉果 10～15 克，五味子 10～20 克。

用法：去中医院抓阴药中药配方颗粒制剂，标记 2。一服药两格，晚餐前服用阴药颗粒一格。

8. 久咳

【临床表现】 慢性咳嗽，干咳，或咳少量白色黏液痰。

【功效】 阳药温阳健脾，祛湿排痰；阴药滋阴生津，润肺止咳。

【阳药处方及用法】

阳药处方：淡附片 10～15 克，炙甘草 10～15 克，黄芪 10～30 克，桂枝 6～12 克，红参 10～15 克，白术 10～20 克，陈皮 6～12 克，盐补骨脂 10～20 克，麻黄 6～12 克，山药 10～20 克，干姜 6～12 克，紫菀 10～20 克，川芎 6～12 克，款冬花 10～20 克，紫苏子 10～20 克，荆芥 10～20 克。

用法：去中医院抓阳药中药配方颗粒制剂，标记 1。一服药两格，早餐后服用阳药颗粒一格。

【阴药处方及用法】

阴药处方：柴胡 6～12 克，百合 10～20 克，茯苓 10～20 克，乌梅 10～20 克，生地黄 10～20 克，丹参 10～20 克，天冬 10～20 克，山茱萸 10～20 克，罗汉果 10～15 克，五味子 10～20 克。

用法：去中医院抓阴药中药配方颗粒制剂，标记 2。一服药两格，晚餐前服用阴药颗粒一格。

9. 咯血

【临床表现】咳嗽，痰中带血，血色鲜红。

【功效】阳药温阳健脾，活血归经；阴药凉血止血，润肺止咳。

【阳药处方及用法】

阳药处方：淡附片 10～15 克，炙甘草 10～15 克，黄芪 10～30 克，桂枝 6～12 克，红参 10～15 克，白术 10～20 克，陈皮 6～12 克，盐补骨脂 10～20 克，麻黄 6～12 克，山药 10～20 克，干姜 6～12 克，当归 10～20 克，川芎 6～12 克，阿胶 9～18 克。

用法：去中医院抓阳药中药配方颗粒制剂，标记 1。一服药两格，早餐后服用阳药颗粒一格。

【阴药处方及用法】

阴药处方：茜草 9～18 克，仙鹤草 15～30 克，黄芩 15～30 克，蒲黄 10～20 克，生地黄 10～20 克，丹参 10～20 克，天冬 10～20 克，山茱萸 10～20 克，罗汉果 10～15 克，五味子 10～20 克。

用法：去中医院抓阴药中药配方颗粒制剂，标记 2。一服药两格，晚餐前服用阴药颗粒一格。

10. 肺脓疡

【临床表现】发热，咳嗽，咳吐黄稠痰，气味腥臭，口燥咽干。

【功效】阳药温阳健脾，活血排痰；阴药清肺泄热，解毒排脓。

【阳药处方及用法】

阳药处方：淡附片 10～15 克，炙甘草 10～15 克，黄芪 10～30 克，桂枝 6～12 克，红参 10～15 克，白术 10～20 克，陈皮 6～12 克，盐补骨脂 10～20 克，麻黄 6～12 克，桔梗 10～20 克，山药 10～20 克，干姜 6～12 克，当归 10～20 克，川芎 6～12 克，阿胶 9～18 克，鹿角霜 3～6 克，三七 6～12 克。

用法：去中医院抓阳药中药配方颗粒制剂，标记 1。一服药两格，早餐后服用阳药颗粒一格。

【阴药处方及用法】

阴药处方：鱼腥草 15～30 克，败酱草 15～30 克，黄芩 15～30 克，桑白皮 10～20 克，葶苈子 6～12 克，丹参 10～20 克，百部 10～20 克，金荞麦 15～30 克，罗汉果 10～15 克，五味子 10～20 克。

用法：去中医院抓阴药中药配方颗粒制剂，标记 2。一服药两格，晚餐前服用阴药颗粒一格。

11. 肺结核

【临床表现】咳嗽，痰中带血，低热，久病消瘦。

【功效】阳药温阳健脾，补土生金；阴药消炎杀菌，排痰润肺。

【阳药处方及用法】

阳药处方：淡附片 10～15 克，炙甘草 10～15 克，黄芪 10～30 克，桂枝 6～12 克，红参 10～15 克，白术 10～20 克，陈皮 6～12 克，盐补骨脂 10～20 克，麻黄 6～12 克，桔梗 10～20 克，山药 10～20 克，干姜 6～12 克，当归 10～20 克，川芎 6～12 克，阿胶 9～18 克，鹿角霜 3～6 克，紫河车 3～6 克，三七 6～12 克，紫菀 10～20 克，款冬花 10～20 克。

用法：去中医院抓阳药中药配方颗粒制剂，标记 1。一服药两格，早餐后服用阳药颗粒一格。

【阴药处方及用法】

阴药处方：北沙参 10～20 克，麦冬 10～20 克，百部 10～20 克，桑白皮 10～20 克，葶苈子 6～12 克，丹参 10～20 克，地骨皮 10～20 克，仙鹤草 15～30 克，罗汉果 10～15 克，五味子 10～20 克，地榆 10～20 克。

用法：去中医院抓阴药中药配方颗粒制剂，标记 2。一服药两格，晚餐前服用阴药颗粒一格。

12. 胸腔积液

【临床表现】胸胁胀满疼痛，气短息促。

【功效】阳药扶阳化水，补土生金；阴药燥湿利水，排痰滋阴。

【阳药处方及用法】

阳药处方：淡附片 10～15 克，炙甘草 10～15 克，黄芪 10～30 克，桂枝 6～12 克，红参 10～15 克，白术 10～20 克，陈皮 6～12 克，盐补骨脂 10～20 克，麻黄 6～12 克，细辛 6～12 克，淫羊藿 10～20 克，干姜 6～12 克，大腹皮 10～20 克，川芎 6～12 克，厚朴 6～12 克，肉桂 6～12 克。

用法：去中医院抓阳药中药配方颗粒制剂，标记 1。一服药两格，早餐后服用阳药颗粒一格。

【阴药处方及用法】

阴药处方：炒葶苈子 10～20 克，泽泻 10～20 克，茯苓 10～20 克，桑白皮 10～20 克，秦皮 6～12 克，丹参 10～20 克，地骨皮 10～20 克，五味子 10～20 克。

用法：去中医院抓阴药中药配方颗粒制剂，标记 2。一服药两格，晚餐前服用阴药颗粒一格。

13. 肺气肿

【临床表现】咳嗽，咳白色泡沫样痰，气短。

【功效】阳药温阳健脾，补土生金；阴药燥湿利水，排痰润肺。

【阳药处方及用法】

阳药处方：桂枝6～12克，红参10～15克，白术10～20克，陈皮6～12克，黄芪15～30克，麻黄3～6克，细辛3～6克，法半夏10～20克，当归10～20克，干姜6～12克，鹿角胶3～6克，阿胶5～10克，鱼鳔5～10克，川芎6～12克。

用法：去中医院抓阳药中药配方颗粒制剂，标记1。一服药两格，早餐后服用阳药颗粒一格。

【阴药处方及用法】

阴药处方：生地黄10～20克，天冬10～20克，茯苓10～20克，桑白皮10～20克，秦皮5～10克，丹参10～20克，百合10～20克，五味子10～20克，山茱萸10～20克。

用法：去中医院抓阴药中药配方颗粒制剂，标记2。一服药两格，晚餐前服用阴药颗粒一格。

14. 流行性腮腺炎

【临床表现】发热，一侧或两侧耳下腮部肿胀疼痛，咀嚼不便，咽喉肿痛。

【功效】阳药温阳健脾，祛痰排毒；阴药疏风清热，散结消肿。

【阳药处方及用法】

阳药处方：黄芪10～30克，桂枝6～12克，党参15～30克，炒白术10～20克，陈皮6～12克，麻黄3～6克，细辛3～6克，桔梗10～20克，荆芥10～20克，薄荷6～12克，醋延胡索6～12克，白芷6～12克。

用法：去中医院抓阳药中药配方颗粒制剂，标记1。一服药两格，早餐后服用阳药颗粒一格。

【阴药处方及用法】

阴药处方：连翘10～20克，牛蒡子10～20克，板蓝根15～30克，夏枯草10～20克，秦皮5～10克，柴胡6～12克，黄芩10～20克，葶苈子10～20克，猫爪草10～20克，生地黄10～20克，天冬10～20克。

用法：去中医院抓阴药中药配方颗粒制剂，标记2。一服药两格，晚餐前服用阴药颗粒一格。

第五章　常见慢性心血管内科疾病

1. 阴虚阳亢型高血压

【临床表现】血压升高，眩晕头痛，急躁易怒，心悸心烦，面红目赤，口干口苦。

【功效】阳药温阳补气，活血化瘀；阴药滋阴生津，排痰降压。

【阳药处方及用法】

阳药处方：炙甘草 10～15 克，党参 15～30 克，黄芪 15～30 克，山药 15～30 克，当归 10～20 克，川芎 6～12 克，荆芥 6～12 克，藿香 6～12 克，薄荷 6～12 克，姜黄 6～12 克，肉苁蓉 6～12 克，淫羊藿 6～12 克，大枣 6～12 克。

用法：去中医院抓阳药中药配方颗粒制剂，标记 1。一服药两格，早餐后服用阳药颗粒一格。

【阴药处方及用法】

阴药处方：郁金 6～12 克，龙胆草 6～12 克，生地黄 10～20 克，麦冬 10～20 克，天冬 10～20 克，盐菟丝子 10～20 克，枸杞子 10～20 克，醋鳖甲 15～30 克，牡蛎 15～30 克，天麻 10～20 克，赭石 15～30 克。

用法：去中医院抓阴药中药配方颗粒制剂，标记 2。一服药两格，晚餐前服用阴药颗粒一格。

2. 阳虚阴盛型高血压

【临床表现】血压升高，眩晕头痛，神疲乏力，胸闷腹胀，口淡食少。

【功效】阳药温阳活血，祛湿化痰；阴药燥湿排痰，敛阴降压。

【阳药处方及用法】

阳药处方：制附子 10～15 克，炙甘草 10～15 克，黄芪 15～30 克，红参 10～15 克，川芎 6～12 克，半夏曲 10～20 克，陈皮 6～12 克，姜黄 6～12 克，盐补骨脂 6～12 克，淫羊藿 6～12 克。

用法：去中医院抓阳药中药配方颗粒制剂，标记 1。一服药两格，早餐后服用阳药颗粒一格。

【阴药处方及用法】

阴药处方：郁金 6～12 克，茯苓 10～20 克，泽泻 10～20 克，罗布麻 10～20 克，萝芙木 10～20 克，玉米须 10～20 克，丹参 10～20 克，桑叶 10～20 克，荷叶 10～20 克，桑白皮 10～20 克，五味子 10～20 克。

用法：去中医院抓阴药中药配方颗粒制剂，标记2。一服药两格，晚餐前服用阴药颗粒一格。

3. 慢性心力衰竭

【临床表现】稍微走动或运动就气喘吁吁，心悸乏力，水肿，发绀及慢性充血性心力衰竭等。

【功效】阳药固本扶阳，温阳护心；阴药滋阴养肝，养肝生血。

【阳药处方及用法】

阳药处方：淡附片10～15克，炙甘草10～15克，黄芪15～30克，红参10～15克，当归10～20克，川芎6～12克，半夏曲6～12克，陈皮6～12克，姜黄6～12克，盐补骨脂6～12克，淫羊藿6～12克，鹿角胶3～6克，紫河车3～6克，三七6～12克。

用法：去中医院抓阳药中药配方颗粒制剂，标记1。一服药两格，早餐后服用阳药颗粒一格。

【阴药处方及用法】

阴药处方：郁金6～12克，熟地黄15～30克，麦冬10～20克，丹参10～20克，茯苓10～20克，泽泻10～20克，菟丝子10～20克，枸杞子10～20克，五味子10～20克，炒酸枣仁10～20克，牡蛎15～30克。

用法：去中医院抓阴药中药配方颗粒制剂，标记2。一服药两格，晚餐前服用阴药颗粒一格。

4. 期前收缩

【临床表现】稍微走动或运动就气喘吁吁，心悸气短，神疲乏力。

【功效】阳药温阳护心，温阳活血；阴药滋阴养肝，养肝生血。

【阳药处方及用法】

阳药处方：淡附片3～6克，炙甘草3～6克，黄芪10～15克，红参5～10克，当归10～20克，川芎6～12克，陈皮6～12克，干姜6～12克，盐补骨脂3～6克，淫羊藿3～6克，鹿角胶1～3克，紫河车1～3克，三七3～6克。

用法：去中医院抓阳药中药配方颗粒制剂，标记1。一服药两格，早餐后服用阳药颗粒一格。

【阴药处方及用法】

阴药处方：郁金6～12克，生地黄10～20克，麦冬10～20克，丹参10～20克，茯苓10～20克，泽泻10～20克，菟丝子10～20克，枸杞子10～20克，五味子10～20克，炒酸枣仁10～20克。

用法：去中医院抓阴药中药配方颗粒制剂，标记2。一服药两格，晚餐前服用阴药颗粒一格。

5. 阴盛阳虚型冠心病

【临床表现】身体肥胖，体温偏低，稍微走动或运动就气喘吁吁，心悸气短，神疲乏力。

【功效】阳药温阳护心，温阳活血；阴药活血化瘀，通脉止痛。

【阳药处方及用法】

阳药处方：淡附片6～12克，炙甘草6～12克，黄芪15～30克，红参10～15克，川芎6～12克，陈皮6～12克，干姜6～12克，盐补骨脂6～12克，淫羊藿6～12克，三七3～6克，红花3～6克。

用法：去中医院抓阳药中药配方颗粒制剂，标记1。一服药两格，早餐后服用阳药颗粒一格。

【阴药处方及用法】

阴药处方：郁金6～12克，丹参10～20克，赤芍10～20克，降真香3～6克，茯苓10～20克，泽泻10～20克，罗布麻10～20克，萝芙木10～20克，决明子10～20克，绞股蓝3～6克，水牛角10～20克。

用法：去中医院抓阴药中药配方颗粒制剂，标记2。一服药两格，晚餐前服用阴药颗粒一格。

6. 阴阳皆虚型冠心病

【临床表现】体形中等或偏瘦，稍微走动或运动就气喘吁吁，心悸气短，神疲乏力。

【功效】阳药温阳护心，温阳活血；阴药滋阴生血，活血化瘀，通脉止痛。

【阳药处方及用法】

阳药处方：淡附片10～15克，炙甘草10～15克，黄芪15～30克，红参10～15克，当归10～20克，川芎6～12克，陈皮6～12克，干姜6～12克，盐补骨脂6～12克，淫羊藿6～12克，三七3～6克，红花3～6克，大枣6～12克，神曲6～12克。

用法：去中医院抓阳药中药配方颗粒制剂，标记1。一服药两格，早餐后服用阳药颗粒一格。

【阴药处方及用法】

阴药处方：郁金6～12克，丹参10～20克，赤芍10～20克，降真香3～6克，熟地黄10～20克，天冬10～20克，五味子10～20克，炒酸枣仁10～20克，决明子10～20克，绞股蓝3～6克。

用法：去中医院抓阴药中药配方颗粒制剂，标记2。一服药两格，晚餐前服用阴药颗粒一格。

7. 低血压

【临床表现】眩晕头昏，心悸气短，失眠多梦，神疲乏力，面色萎黄，食欲减退。

【功效】阳药温阳健脾，补气生血；阴药滋阴生血，安心宁神。

【阳药处方及用法】

阳药处方：黄芪15～30克，红参10～15克，当归10～20克，川芎6～12克，陈皮6～12克，干姜6～12克，盐补骨脂6～12克，淫羊藿6～12克，三七3～6克，鹿角胶3～6克，大枣6～12克，神曲6～12克。

用法：去中医院抓阳药中药配方颗粒制剂，标记1。一服药两格，早餐后服用阳药颗粒一格。

【阴药处方及用法】

阴药处方：郁金6～12克，丹参10～20克，白芍10～20克，熟地黄10～20克，生地黄10～20克，天冬10～20克，柴胡10～20克，升麻10～20克，天麻10～20克，炒鸡内金6～12克，炒酸枣仁10～20克。

用法：去中医院抓阴药中药配方颗粒制剂，标记2。一服药两格，晚餐前服用阴药颗粒一格。

8. 心房颤动

【临床表现】心悸，气短乏力，动则加剧，心烦失眠。

【功效】阳药温阳护心，温阳补血；阴药滋阴生血，安心宁神。

【阳药处方及用法】

阳药处方：淡附片6～12克，炙甘草6～12克，黄芪15～30克，红参10～15克，当归10～20克，川芎6～12克，陈皮6～12克，干姜6～12克，盐补骨脂6～12克，淫羊藿6～12克，三七3～6克，鹿角胶3～6克，大枣6～12克，神曲6～12克。

用法：去中医院抓阳药中药配方颗粒制剂，标记1。一服药两格，早餐后服用阳药颗粒一格。

【阴药处方及用法】

阴药处方：郁金6～12克，丹参10～20克，白芍10～20克，酸枣仁10～20克，生地黄10～20克，熟地黄10～20克，天冬10～20克，牡蛎10～20克，五味子10～20克，山茱萸10～20克。

用法：去中医院抓阴药中药配方颗粒制剂，标记2。一服药两格，晚餐前服用阴药颗粒一格。

9. 病态窦房结综合征

【临床表现】心悸头晕，胸闷气短，或突然昏仆，汗出倦怠，面色白，或形寒肢冷。

【功效】阳药温阳护心，温阳活血；阴药滋阴生血，安心宁神。

【阳药处方及用法】

阳药处方：淡附片 6～12 克，炙甘草 6～12 克，黄芪 15～30 克，红参 10～15 克，当归 10～20 克，川芎 6～12 克，陈皮 6～12 克，干姜 6～12 克，盐补骨脂 6～12 克，淫羊藿 6～12 克，三七 3～6 克，鹿角胶 3～6 克，紫河车 3～6 克，大枣 6～12 克，神曲 6～12 克。

用法：去中医院抓阳药中药配方颗粒制剂，标记 1。一服药两格，早餐后服用阳药颗粒一格。

【阴药处方及用法】

阴药处方：郁金 6～12 克，丹参 10～20 克，白芍 10～20 克，酸枣仁 10～20 克，生地黄 10～20 克，天冬 10～20 克，牡蛎 10～20 克，五味子 10～20 克，山茱萸 10～20 克。

用法：去中医院抓阴药中药配方颗粒制剂，标记 2。一服药两格，晚餐前服用阴药颗粒一格。

10. 窦性心动过速

【临床表现】心悸怔忡，每遇劳累则易发病，气短乏力，虚烦多梦，口干口渴。

【功效】阳药温阳护心，温阳补血；阴药滋阴生血，安心宁神。

【阳药处方及用法】

阳药处方：淡附片 6～12 克，炙甘草 6～12 克，黄芪 15～30 克，红参 10～15 克，当归 10～20 克，川芎 6～12 克，陈皮 6～12 克，干姜 6～12 克，盐补骨脂 6～12 克，淫羊藿 6～12 克，三七 3～6 克，鹿角胶 3～6 克，紫河车 3～6 克，大枣 6～12 克，神曲 6～12 克。

用法：去中医院抓阳药中药配方颗粒制剂，标记 1。一服药两格，早餐后服用阳药颗粒一格。

【阴药处方及用法】

阴药处方：郁金 6～12 克，丹参 10～20 克，白芍 10～20 克，生地黄 10～20 克，天冬 10～20 克，牡蛎 10～20 克，五味子 10～20 克，山茱萸 10～20 克，绞股蓝 6～12 克，酸枣仁 10～20 克。

用法：去中医院抓阴药中药配方颗粒制剂，标记 2。一服药两格，晚餐前服用阴药颗粒一格。

11. 房室传导阻滞

【临床表现】心悸胸闷，气短乏力，自汗懒言。

【功效】阳药温阳护心，温阳活血；阴药滋阴生血，安心宁神。

【阳药处方及用法】

阳药处方：淡附片 6～12 克，炙甘草 6～12 克，黄芪 15～30 克，红参 10～15 克，当归 10～20 克，川芎 6～12 克，陈皮 6～12 克，干姜 6～12 克，盐补骨脂 6～12 克，淫羊藿 6～12 克，三七 3～6 克，大枣 6～12 克，神曲 6～12 克。

用法：去中医院抓阳药中药配方颗粒制剂，标记 1。一服药两格，早餐后服用阳药颗粒一格。

【阴药处方及用法】

阴药处方：郁金 6～12 克，丹参 10～20 克，白芍 10～20 克，生地黄 10～20 克，天冬 10～20 克，牡蛎 10～20 克，五味子 10～20 克，山茱萸 10～20 克，灵芝 15～30 克，酸枣仁 10～20 克。

用法：去中医院抓阴药中药配方颗粒制剂，标记 2。一服药两格，晚餐前服用阴药颗粒一格。

12. 高脂血症

【临床表现】身体肥胖，体倦乏力，腰肌酸软，耳鸣眼花，腹胀纳呆。

【功效】阳药温心升阳，活血化瘀；阴药祛湿排痰，安心宁神。

【阳药处方及用法】

阳药处方：桂枝 6～12 克，炙甘草 6～12 克，黄芪 15～30 克，红参 10～15 克，炒白术 10～20 克，川芎 6～12 克，陈皮 6～12 克，干姜 6～12 克，化橘红 9～18 克，山药 10～20 克，三七 3～6 克。

用法：去中医院抓阳药中药配方颗粒制剂，标记 1。一服药两格，早餐后服用阳药颗粒一格。

【阴药处方及用法】

阴药处方：郁金 6～12 克，丹参 10～20 克，白芍 10～20 克，山楂 10～20 克，决明子 10～20 克，泽泻 10～20 克，茯苓 10～20 克，桑寄生 15～30 克，桑叶 15～30 克，五味子 15～30 克，牡蛎 15～30 克。

用法：去中医院抓阴药中药配方颗粒制剂，标记 2。一服药两格，晚餐前服用阴药颗粒一格。

13. 肺心病急性期

【临床表现】心肺衰竭或心肺积液，胸闷气短，咳喘可能平卧。

【功效】阳药温阳护心，补气生血；阴药燥湿利水，滋阴生津，安心宁神。

【阳药处方及用法】

阳药处方：淡附片15～30克，炙甘草15～30克，桂枝6～12克，黄芪15～30克，红参10～15克，炒白术10～20克，当归10～20克，川芎6～12克，陈皮6～12克，干姜15～30克，化橘红9～18克，山药10～20克，三七3～6克。

用法：去中医院抓阳药中药配方颗粒制剂，标记1。一服药两格，早餐后服用阳药颗粒一格。

【阴药处方及用法】

阴药处方：郁金6～12克，丹参10～20克，白芍10～20克，苦杏仁10～20克，炒葶苈子10～20克，泽泻10～20克，茯苓10～20克，生地黄15～30克，天冬15～30克，山茱萸30～60克，牡蛎15～30克，龙骨15～30克，活磁石15～30克。

用法：去中医院抓阴药中药配方颗粒制剂，标记2。一服药两格，晚餐前服用阴药颗粒一格。

14. 肺心病缓解期

【临床表现】心肺衰竭或心肺积液急性期过后，患者胸闷气短，活动加重，痰稀色白，倦怠乏力，自汗懒言。

【功效】阳药固本培元，温补气血；阴药燥湿利水，滋阴生津，安心宁神。

【阳药处方及用法】

阳药处方：淡附片10～15克，炙甘草10～15克，桂枝6～12克，黄芪15～30克，红参10～15克，炒白术10～20克，当归10～20克，川芎6～12克，陈皮6～12克，干姜10～15克，化橘红9～18克，山药10～20克，三七3～6克，鹿角胶3～6克，紫河车3～6克，鹿角霜3～6克。

用法：去中医院抓阳药中药配方颗粒制剂，标记1。一服药两格，早餐后服用阳药颗粒一格。

【阴药处方及用法】

阴药处方：郁金6～12克，丹参10～20克，白芍10～20克，桃仁10～20克，火麻仁10～20克，泽泻10～20克，茯苓10～20克，生地黄15～30克，天冬15～30克，牡蛎15～30克，五味子10～20克，灵芝15～30克。

用法：去中医院抓阴药中药配方颗粒制剂，标记2。一服药两格，晚餐前服用阴药颗粒一格。

15. 贫血

【临床表现】头晕目眩，心悸失眠，面色无华，舌淡，口唇、爪甲色淡。

【功效】阳药补火生土，益气生血；阴药滋阴生津，安心宁神。

【阳药处方及用法】

阳药处方：神曲 10 ～ 15 克，阿胶 6 ～ 12 克，黄芪 15 ～ 30 克，红参 10 ～ 15 克，炒白术 10 ～ 20 克，当归 10 ～ 20 克，川芎 6 ～ 12 克，红枣 6 ～ 12 克，干姜 10 ～ 15 克，鹿角胶 3 ～ 6 克，鹿角霜 3 ～ 6 克，紫河车 3 ～ 6 克，山药 10 ～ 20 克，三七 3 ～ 6 克。

用法：去中医院抓阳药中药配方颗粒制剂，标记 1。一服药两格，早餐后服用阳药颗粒一格。

【阴药处方及用法】

阴药处方：郁金 6 ～ 12 克，丹参 10 ～ 20 克，白芍 10 ～ 20 克，苦杏仁 10 ～ 20 克，火麻仁 10 ～ 20 克，炒鸡内金 6 ～ 12 克，茯苓 10 ～ 20 克，生地黄 15 ～ 30 克，天冬 15 ～ 30 克，牡蛎 15 ～ 30 克，五味子 10 ～ 20 克，灵芝 15 ～ 30 克。

用法：去中医院抓阴药中药配方颗粒制剂，标记 2。一服药两格，晚餐前服用阴药颗粒一格。

16. 动脉硬化症

【临床表现】头痛，日久不愈，痛如针刺而有定处。

【功效】阳药温阳健脾，活血化瘀；阴药滋阴生津，利水排痰。

【阳药处方及用法】

阳药处方：神曲 10 ～ 15 克，桂枝 6 ～ 12 克，黄芪 15 ～ 30 克，红参 10 ～ 15 克，炒白术 10 ～ 20 克，当归 10 ～ 20 克，川芎 6 ～ 12 克，干姜 10 ～ 15 克，醋延胡索 9 ～ 18 克，白芷 10 ～ 20 克，三七 3 ～ 6 克。

用法：去中医院抓阳药中药配方颗粒制剂，标记 1。一服药两格，早餐后服用阳药颗粒一格。

【阴药处方及用法】

阴药处方：郁金 6 ～ 12 克，丹参 10 ～ 20 克，白芍 10 ～ 20 克，地龙 10 ～ 20 克，火麻仁 10 ～ 20 克，炒鸡内金 6 ～ 12 克，茯苓 10 ～ 20 克，水蛭 3 ～ 6 克，海藻 10 ～ 20 克，牡蛎 15 ～ 30 克，五味子 10 ～ 20 克，灵芝 15 ～ 30 克。

用法：去中医院抓阴药中药配方颗粒制剂，标记 2。一服药两格，晚餐前服用阴药颗粒一格。

第六章　常见慢性肾内科疾病

1. 急性肾小球炎

【临床表现】眼睑和下肢浮肿，恶寒发热，小便不利等。

【功效】阳药扶阳化水，温阳健脾，补土克水；阴药燥湿利尿，滋阴生津，消炎止痛。

【阳药处方及用法】

阳药处方：制附子10～15克，炙甘草10～15克，桂枝6～12克，肉桂6～12克，干姜10～20克，麻黄6～12克，红参10～20克，桔梗6～12克，陈皮6～12克，细辛6～12克，当归10～20克，川芎10～20克，紫苏叶10～20克。

用法：去中医院抓阳药中药配方颗粒制剂，标记1。一服药两格，早餐后服用阳药颗粒一格。

【阴药处方及用法】

阴药处方：五味子10～20克，土茯苓15～30克，泽泻10～20克，白茅根10～20克，蝉蜕6～12克，车前子10～20克，浮萍9～18克，生地黄15～30克，玄参10～20克，丹参10～20克，黄柏5～10克，秦皮6～12克。

用法：去中医院抓阴药中药配方颗粒制剂，标记2。一服药两格，晚餐前服用阴药颗粒一格。

2. 慢性肾小球炎

【临床表现】下肢浮肿，血尿、蛋白尿等。

【功效】固本培元，温补气血；阴药利水消肿，滋阴生津。

【阳药处方及用法】

阳药处方：紫河车3～6克，鹿角霜3～6克，鹿角胶3～6克，五灵脂1～3克，三七1～3克，淡附片5～15克，炙甘草5～15克，桂枝6～12克，干姜10～20克，麻黄3～6克，细辛3～6克，红参6～12克，淫羊藿10～20克，陈皮10～20克，补骨脂10～20克，当归10～20克，川芎6～12克。

用法：去中医院抓阳药中药配方颗粒制剂，标记1。一服药两格，早餐后服用阳药颗粒一格。

【阴药处方及用法】

阴药处方：五味子 10 ～ 20 克，桃仁 10 ～ 20 克，盐菟丝子 10 ～ 20 克，茯苓 10 ～ 20 克，车前子 10 ～ 20 克，枸杞子 10 ～ 20 克，生地黄 15 ～ 30 克，玄参 15 ～ 30 克，玉米须 15 ～ 30 克，桑白皮 6 ～ 12 克，牡蛎 15 ～ 30 克，泽泻 10 ～ 20 克，蝉蜕 6 ～ 12 克，丹参 15 ～ 30 克，琥珀 3 ～ 6 克。

用法：去中医院抓阴药中药配方颗粒制剂，标记 2。一服药两格，晚餐前服用阴药颗粒一格。

3. 尿路感染

【临床表现】 小便短数，灼热刺痛，尿黄，发热，口苦等。

【功效】 阳药温阳健脾，祛寒祛湿祛邪；阴药清热利湿，通淋排毒。

【阳药处方及用法】

阳药处方：制附子 6 ～ 12 克，炙甘草 6 ～ 12 克，桂枝 10 ～ 15 克，干姜 10 ～ 20 克，麻黄 10 ～ 20 克，党参 20 ～ 30 克，桔梗 6 ～ 12 克，陈皮 6 ～ 12 克，化橘红 6 ～ 12 克，当归 10 ～ 20 克，川芎 6 ～ 12 克，细辛 6 ～ 12 克，淫羊藿 10 ～ 20 克，补骨脂 10 ～ 20 克。

用法：去中医院抓阳药中药配方颗粒制剂，标记 1。一服药两格，早餐后服用阳药颗粒一格。

【阴药处方及用法】

阴药处方：白茅根 10 ～ 20 克，茯苓 10 ～ 20 克，车前子 10 ～ 20 克，麦冬 10 ～ 20 克，生地黄 20 ～ 40 克，栀子 10 ～ 20 克，瞿麦 10 ～ 15 克，海金沙 10 ～ 15，瓦楞子 10 ～ 30 克，蝉蜕 6 ～ 12 克，滑石 10 ～ 20 克，萹蓄 10 ～ 20 克。

用法：去中医院抓阴药中药配方颗粒制剂，标记 2。一服药两格，晚餐前服用阴药颗粒一格。

4. 肾病综合征

【临床表现】 颜面、下肢及全身浮肿，神疲乏力，食欲缺乏，头昏眼花，蛋白尿或伴血尿等症。

【功效】 阳药扶阳利水，健脾益肺；阴药燥湿利尿，滋阴养肾。

【阳药处方及用法】

阳药处方：紫河车 3 ～ 6 克，鹿角胶 3 ～ 6 克，鹿角霜 3 ～ 6 克，三七 3 ～ 6 克，红参 5 ～ 10 克，淡附片 15 ～ 30 克，炙甘草 15 ～ 30 克，桂枝 10 ～ 15 克，当归 10 ～ 20 克，川芎 5 ～ 10 克，麻黄 6 ～ 12 克，细辛 6 ～ 12 克，盐补骨脂 15 ～ 30 克，淫羊藿 15 ～ 30 克，炒白术 10 ～ 20 克，黄芪 30 ～ 60 克，大腹皮 10 ～ 20 克。

用法：去中医院抓阳药中药配方颗粒制剂，标记 1。一服药两格，早餐后服用阳药

颗粒一格。

【阴药处方及用法】

阴药处方：盐菟丝子 10 ～ 20 克，枸杞子 10 ～ 20 克，地骨皮 10 ～ 20 克，牛膝 9 ～ 18 克，绞股蓝 6 ～ 12 克，玉米须 10 ～ 20 克，茯苓 10 ～ 20 克，盐车前子 10 ～ 20 克，丹参 10 ～ 20 克，五味子 10 ～ 20 克，酸枣仁 10 ～ 20 克。

用法：去中医院抓阴药中药配方颗粒制剂，标记2。一服药两格，晚餐前服用阴药颗粒一格。

5. 慢性肾功能衰竭

【临床表现】神疲乏力，食欲缺乏，头晕眼花，下肢浮肿，腰膝酸软等。

【功效】阳药扶阳利水，健脾益肺；阴药燥湿利尿，滋养肝肾。

【阳药处方及其用法】

阳药处方：紫河车 3 ～ 6 克，鹿角胶 3 ～ 6 克，鹿角霜 3 ～ 6 克，三七 3 ～ 6 克，人参 3 ～ 6 克，淡附片 15 ～ 30 克，炙甘草 15 ～ 30 克，桂枝 10 ～ 15 克，当归 10 ～ 20 克，川芎 6 ～ 12 克，细辛 3 ～ 6 克，盐补骨脂 10 ～ 20 克，淫羊藿 10 ～ 20 克，五加皮 5 ～ 10 克，黄芪 30 ～ 60 克，泽兰 10 ～ 20 克，麻黄 3 ～ 6 克。

用法：去中医院抓阳药中药配方颗粒制剂，标记1。一服药两格，早餐后服用阳药颗粒一格。

【阴药处方及用法】

阴药处方：玉米须 15 ～ 30 克，茯苓 15 ～ 30 克，太子参 15 ～ 30 克，牛膝 9 ～ 18 克，绞股蓝 15 ～ 30 克，桑寄生 15 ～ 30 克，杜仲 10 ～ 20 克，丹参 10 ～ 20 克，琥珀 1 ～ 3 克，盐菟丝子 10 ～ 20 克，枸杞子 10 ～ 20 克，生地黄 15 ～ 30 克。

用法：去中医院抓阴药中药配方颗粒制剂，标记2。一服药两格，晚餐前服用阴药颗粒一格。

6. 遗尿、小便失禁

【临床表现】由于人体气血虚弱导致的遗尿及小便失禁。

【功效】阳药温阳健脾，补气升阳；阴药滋阴生精，益肾固精。

【阳药处方及用法】

阳药处方：肉桂 6 ～ 12 克，桂枝 6 ～ 12 克，红参 10 ～ 15 克，陈皮 6 ～ 12 克，山药 10 ～ 20 克，当归 10 ～ 20 克，川芎 6 ～ 12 克，益智 5 ～ 10 克，丁香 3 ～ 6 克，乌药 10 ～ 20 克，盐补骨脂 10 ～ 20 克，淫羊藿 10 ～ 20 克。

用法：去中医院抓阳药中药配方颗粒制剂，标记1。一服药两格，早餐后服用阳药颗粒一格。

【阴药处方及用法】

阴药处方：生地黄 15 ～ 30 克，玄参 10 ～ 20 克，桑寄生 10 ～ 20 克，牡蛎 15 ～ 30 克，丹参 10 ～ 20 克，五味子 10 ～ 20 克，盐菟丝子 10 ～ 20 克，枸杞子 10 ～ 20 克，芡实 15 ～ 30 克，金樱子 10 ～ 20 克。

用法：去中医院抓阴药中药配方颗粒制剂，标记 2。一服药两格，晚餐前服用阴药颗粒一格。

7. 慢性前列腺炎

【临床表现】 小腹、会阴刺痛，小便频数，尿道灼痛，或伴有血尿、血精等症。

【功效】 阳药温阳健脾，温阳补肾；阴药清热化湿，活血解毒。

【阳药处方及用法】

阳药处方：桂枝 6 ～ 12 克，干姜 6 ～ 12 克，麻黄 6 ～ 12 克，党参 15 ～ 30 克，桔梗 10 ～ 15 克，陈皮 10 ～ 15 克，当归 10 ～ 20 克，川芎 5 ～ 10 克，丁香 3 ～ 6 克，盐补骨脂 15 ～ 30 克，淫羊藿 15 ～ 30 克。

用法：去中医院抓阳药中药配方颗粒制剂，标记 1。一服药两格，早餐后服用阳药颗粒一格。

【阴药处方及用法】

阴药处方：知母 10 ～ 20 克，黄柏 6 ～ 12 克，丹参 10 ～ 20 克，白茅根 10 ～ 20 克，败酱草 15 ～ 30 克，蒲公英 10 ～ 20 克，王不留行 10 ～ 20 克，牛膝 9 ～ 18 克，生地黄 10 ～ 20 克，桑寄生 10 ～ 20 克，胆木 10 ～ 20 克。

用法：去中医院抓阴药中药配方颗粒制剂，标记 2。一服药两格，晚餐前服用阴药颗粒一格。

8. 前列腺增生

【临床表现】 小便不利等。

【功效】 阳药温阳健脾，温阳补肾；阴药清利湿热，活血敛阴。

【阳药处方及用法】

阳药处方：桂枝 6 ～ 12 克，干姜 10 ～ 20 克，麻黄 6 ～ 12 克，红参 10 ～ 15 克，陈皮 6 ～ 12 克，当归 10 ～ 20 克，川芎 5 ～ 10 克，细辛 6 ～ 12 克，丁香 5 ～ 10 克，盐补骨脂 15 ～ 30 克，淫羊藿 15 ～ 30 克。

用法：去中医院抓阳药中药配方颗粒制剂，标记 1。一服药两格，早餐后服用阳药颗粒一格。

【阴药处方及用法】

阴药处方：冬葵果 10 ～ 20 克，赤芍 10 ～ 20 克，枳壳 10 ～ 20 克，石韦 10 ～ 20 克，炒王不留行 10 ～ 20 克，五味子 10 ～ 20 克，金钱草 10 ～ 20 克，牛膝 10 ～ 20

克，杜仲 10～20 克，麦冬 10～20 克，生地黄 15～30 克，牡蛎 15～30 克，丹参 10～15 克，胆木 15～30 克，盐菟丝子 10～20 克，枸杞子 10～20 克。

用法：去中医院抓阴药中药配方颗粒制剂，标记 2。一服药两格，晚餐前服用阴药颗粒一格。

9. 尿路结石

【临床表现】小便艰涩，尿道疼痛，少腹拘急，或腰腹绞痛难忍，尿中带血等症。

【功效】阳药扶阳利水，健脾补肾；阴药清热利湿，通淋排石。

【阳药处方及用法】

阳药处方：制附子 15～30 克，炙甘草 15～30 克，桂枝 6～12 克，干姜 6～12 克，红参 10～15 克，陈皮 6～12 克，当归 10～20 克，川芎 5～10 克，麻黄 5～10 克，细辛 5～10 克，丁香 5～10 克，盐补骨脂 15～30 克，淫羊藿 15～30 克。

用法：去中医院抓阳药中药配方颗粒制剂，标记 1。一服药两格，早餐后服用阳药颗粒一格。

【阴药处方及用法】

阴药处方：鸡内金 6～12 克，郁金 10～20 克，金钱草 15～30 克，海金沙 10～20 克，炒王不留行 10～20 克，牛膝 10～20 克，车前子 10～20 克，生地黄 15～30 克，玄参 10～20 克，丹参 10～20 克，石韦 10～20 克，琥珀 3～6 克。

用法：去中医院抓阴药中药配方颗粒制剂，标记 2。一服药两格，晚餐前服用阴药颗粒一格。

10. 阳痿

【临床表现】阴茎勃起障碍、性欲降低、性高潮障碍、射精障碍。

【功效】阳药固本培元，扶阳补肾；阴药滋阴生精，益肾固精。

【阳药处方及用法】

阳药处方：紫河车 3～6 克，鹿角霜 3～6 克，鹿角胶 3～6 克，三七 3～6 克，阿胶 3～6 克，肉桂 6～12 克，干姜 10～15 克，红参 5～10 克，陈皮 6～12 克，山药 15～30 克，当归 15～30 克，川芎 5～10 克，益智 5～10 克，丁香 5～10 克，盐补骨脂 10～20 克，淫羊藿 10～20 克，巴戟天 10～20 克，仙茅 10～20 克。

用法：去中医院抓阳药中药配方颗粒制剂，标记 1。一服药两格，早餐后服用阳药颗粒一格。

【阴药处方及用法】

阴药处方：炒酸枣仁 10～20 克，牡蛎 15～30 克，生地黄 5～10 克，玄参 5～10 克，丹参 5～10 克，泽泻 5～10 克，茯苓 5～10 克，牛膝 5～10 克，郁金 5～10 克，五味子 10～20 克，金樱子 5～10 克，沙苑子 5～10 克，肉苁蓉 5～10 克，盐菟丝子 5 ～ 10 克，枸杞子 5 ～ 10 克。

用法：去中医院抓阴药中药配方颗粒制剂，标记 2。一服药两格，晚餐前服用阴药颗粒一格。

11. 早泄

【临床表现】快速射精、精神萎靡、焦虑和紧张、无法控制射精、小便黄赤等。

【功效】阳药温阳补血，健脾补肾；阴药滋阴生精，益肾固精。

【阳药处方及用法】

阳药处方：鹿角胶 3 ～ 6 克，鹿角霜 5 ～ 10 克，三七 3 ～ 6 克，肉桂 5 ～ 10 克，干姜 5 ～ 10 克，红参 5 ～ 10 克，陈皮 5 ～ 10 克，山药 10 ～ 20 克，当归 10 ～ 15 克，川芎 5 ～ 10 克，益智 5 ～ 10 克，丁香 5 ～ 10 克，盐补骨脂 5 ～ 10 克，淫羊藿 5 ～ 10 克，巴戟肉 5 ～ 10 克，仙茅 5 ～ 10 克。

用法：去中医院抓阳药中药配方颗粒制剂，标记 1。一服药两格，早餐后服用阳药颗粒一格。

【阴药处方及用法】

阴药处方：生地黄 5 ～ 10 克，玄参 5 ～ 10 克，丹参 5 ～ 10 克，锁阳 10 ～ 20 克，杜仲 10 ～ 20 克，牛膝 10 ～ 20 克，郁金 10 ～ 20 克，五味子 10 ～ 15 克，金樱子 10 ～ 15 克，盐菟丝子 15 ～ 30 克，枸杞子 15 ～ 30 克，沙苑子 10 ～ 15 克，肉苁蓉 10 ～ 15 克。

用法：去中医院抓阴药中药配方颗粒制剂，标记 2。一服药两格，晚餐前服用阴药颗粒一格。

12. 男性不育

【临床表现】无法使女方受孕，少部分患者有性功能障碍、睾丸疼痛或肿块、精子数量下降等。

【功效】阳药固本培元，健脾补肾；阴药填精补髓，滋阴生精。

【阳药处方及用法】

阳药处方：紫河车 3 ～ 6 克，鹿角胶 3 ～ 6 克，鹿角霜 6 ～ 12 克，三七 3 ～ 6 克，附子 5 ～ 10 克，炙甘草 5 ～ 10 克，肉桂 5 ～ 10 克，干姜 5 ～ 10 克，红参 5 ～ 10 克，陈皮 5 ～ 10 克，山药 10 ～ 20 克，当归 10 ～ 15 克，川芎 5 ～ 10 克，益智 5 ～ 10 克，丁香 5 ～ 10 克，盐补骨脂 15 ～ 30 克，淫羊藿 15 ～ 30 克，巴戟肉 10 ～ 15 克，仙茅 10 ～ 15 克。

用法：去中医院抓阳药中药配方颗粒制剂，标记 1。一服药两格，早餐后服用阳药颗粒一格。

【阴药处方及用法】

阴药处方：生地黄 10～20 克，熟地黄 10～20 克，玄参 5～10 克，丹参 5～10 克，麦冬 5～10 克，茯苓 5～10 克，杜仲 5～10 克，牛膝 5～10 克，覆盆子 5～10 克，五味子 5～10 克，金樱子 5～10 克沙苑子 5～10 克，肉苁蓉 5～10 克，盐菟丝子 5～10 克，枸杞子 5～10 克。

用法：去中医院抓阴药中药配方颗粒制剂，标记 2。一服药两格，晚餐前服用阴药颗粒一格。

13. 女性不育

【临床表现】 月经紊乱、腹痛、痛经、闭经等。

【功效】 阳药温阳补血，健脾补肾；阴药滋阴生血，疏经通络。

【阳药处方及用法】

阳药处方：紫河车 3～6 克，鹿角胶 3～6 克，鹿角霜 5～10 克，三七 3～6 克，红参 10～15 克，当归 10～15 克，川芎 5～10 克，益智 5～10 克，丁香 5～10 克，盐补骨脂 15～30 克，淫羊藿 15～30 克，花椒 3～6 克，锁阳 6～9 克，蛇床子 6～9 克。

用法：去中医院抓阳药中药配方颗粒制剂，标记 1。一服药两格，早餐后服用阳药颗粒一格。

【阴药处方及用法】

阴药处方：生地黄 15～30 克，郁金 10～15 克，酒炒白芍 10～15 克，五味子 10～15 克，酒炒杜仲 10～15 克，黄精 10～15 克，天冬 10～15 克，盐菟丝子 10～15 克，枸杞子 10～15 克，茯苓 10～15 克。

用法：去中医院抓阴药中药配方颗粒制剂，标记 2。一服药两格，晚餐前服用阴药颗粒一格。

第七章　常见慢性神经内科与心内科疾病

1. 阳盛阴虚型神经性失眠

【临床表现】心烦失眠，头晕耳鸣，五脏烦热，多汗，口干，急躁易怒。

【功效】阳药升阳补气，化痰祛湿；阴药滋阴生血，安心宁神。

【阳药处方和用法】

阳药处方：肉桂 5～10 克，党参 10～15 克，远志 5～10 克，石菖蒲 5～10 克，陈皮 5～10 克，黄芪 10～20 克，当归 15～30 克，川芎 5～10 克，炙甘草 10～20 克。

用法：去中医院抓阳药中药配方颗粒制剂，标记 1。一服药两格，早餐后服用阳药颗粒一格。

【阴药处方及用法】

阴药处方：丹参 10～20 克，合欢皮 10～15 克，生地黄 10～15 克，酸枣仁 10～20 克，牡蛎 15～30 克，茯神 10～15 克，五味子 10～15 克，天麻 10～15 克。

用法：去中医院抓阴药中药配方颗粒制剂，标记 2。一服药两格，晚餐前服用阴药颗粒一格。

2. 阴阳双虚型气血虚弱性失眠

【临床表现】四肢冰凉，气血虚弱，天寒难眠。

【功效】阳药扶阳补气，温阳补血；阴药滋阴生津，安心宁神。

【阳药处方及用法】

阳药处方：制附子 5～15 克，炙甘草 5～15 克，鹿角胶 3～6 克，鹿角霜 3～6 克，山药 15～30 克，三七 3～6 克，肉桂 6～12 克，干姜 10～20 克，红参 10～15 克，桔梗 10～15 克，陈皮 6～12 克，黄芪 15～30 克，当归 10～20 克，川芎 6～12 克。

用法：去中医院抓阳药中药配方颗粒制剂，标记 1。一服药两格，早餐后服用阳药颗粒一格。

【阴药处方及用法】

阴药处方：五味子 10～20 克，丹参 10～20 克，合欢皮 10～20 克，生地黄 15～30 克，酸枣仁 10～20 克，牡蛎 15～30 克，茯神 15～30 克，山茱萸 10～20 克，白芍 10～20 克，天麻 6～12 克。

用法：去中医院抓阴药中药配方颗粒制剂，标记2。一服药两格，晚餐前服用阴药颗粒一格。

3. 上热下寒型失眠

【临床表现】上身燥热，四肢冰凉，晚上容易失眠。

【功效】阳药扶阳运气，健脾补肾；阴药滋阴生血，安心宁神。

【阳药处方及用法】

阳药处方：山药15～20克，肉桂5～10克，姜半夏10～15克，干姜10～15克，红参10～15克，桔梗10～15克，陈皮10～15克，黄芪15～30克，当归15～30克，川芎5～10克，盐补骨脂10～15克，淫羊藿10～15克，白蔻仁6～12克。

用法：去中医院抓阳药中药配方颗粒制剂，标记1。一服药两格，早餐后服用阳药颗粒一格。

【阴药处方及用法】

阴药处方：五味子10～20克，丹参10～20克，生地黄15～30克，酸枣仁10～20克，牡蛎15～30克，茯神15～30克，山茱萸15～30克，白芍15～30克，茯苓15～30克，竹茹15～30克，柴胡10～15克。

用法：去中医院抓阴药中药配方颗粒制剂，标记2。一服药两格，晚餐前服用阴药颗粒一格。

4. 血管神经性头痛

【临床表现】头部闷痛，压痛，重痛，恶风。

【功效】阳药疏风解表，通络止痛；阴药滋阴生津，滋阴生血。

【阳药处方及用法】

阳药处方：麻黄6～12克，桂枝6～12克，干姜10～15克，细辛6～12克，红参10～15克，白芷10～15克，陈皮10～15克，荆芥10～15克，独活10～15克，羌活10～15克，当归10～20克，川芎6～12克，石菖蒲6～12克。

用法：去中医院抓阳药中药配方颗粒制剂，标记1。一服药两格，早餐后服用阳药颗粒一格。

【阴药处方及用法】

阴药处方：蔓荆子10～20克，葛根15～30克，柴胡10～15克，杏仁10～15克，生地黄15～30克，玄参10～15克，麦冬10～15克，五味子10～15克。

用法：去中医院抓阴药中药配方颗粒制剂，标记2。一服药两格，晚餐前服用阴药颗粒一格。

5. 老年性痴呆

【临床表现】反应迟钝，善惊善恐，健忘，寡言少语，智力低下。

【功效】阳药培元固本，健脾补肾；阴药补肾填精，化痰通络。

【阳药处方及用法】

阳药处方：鹿角胶 3～6 克，鹿角霜 6～12 克，紫河车 3～6 克，三七粉 3～6 克，红参 5～10 克，肉桂 5～10 克，干姜 10～15 克，桔梗 10～15 克，石菖蒲 6～12 克，黄芪 10～20 克，当归 10～20 克，川芎 5～10 克，盐补骨脂 10～15 克，益智 10～20 克，淫羊藿 10～15 克。

用法：去中医院抓阳药中药配方颗粒制剂，标记 1。一服药两格，早餐后服用阳药颗粒一格。

【阴药处方及用法】

阴药处方：合欢 10～20 克，生地黄 15～30 克，麦冬 10～20 克，玄参 10～15 克，茯苓 10～15 克，丹参 10～20 克，牡蛎 15～30 克，郁金 10～15 克，天麻 10～15 克，琥珀 1～3 克，铁皮石斛 6～12 克，灵芝 15～30 克。

用法：去中医院抓阴药中药配方颗粒制剂，标记 2。一服药两格，晚餐前服用阴药颗粒一格。

6. 脑动脉硬化症

【临床表现】头昏头痛，视物昏花，耳鸣，耳聋，肢体麻木，亚健康，困乏无力，失眠。

【功效】阳药固本培元，通经活络；阴药补肾填精，化痰通络。

【阳药处方及用法】

阳药处方：麻黄 3～6 克，细辛 3～6 克，蜈蚣 1～3 克，全蝎 1～3 克，桂枝 6～12 克，鹿角霜 3～6 克，紫河车 1～3 克，三七粉 3～6 克，红参 5～10 克，肉桂 5～10 克，干姜 10～15 克，桔梗 10～15 克，石菖蒲 10～15 克，黄芪 10～20 克，当归 10～20 克，川芎 5～10 克，盐补骨脂 10～15 克，益智 10～20 克，淫羊藿 10～15 克。

用法：去中医院抓阳药中药配方颗粒制剂，标记 1。一服药两格，早餐后服用阳药颗粒一格。

【阴药处方及用法】

阴药处方：合欢 10～20 克，生地黄 10～20 克，麦冬 10～20 克，玄参 10～15 克，茯苓 10～15 克，丹参 10～20 克，牡蛎 15～30 克，郁金 10～15 克，天麻 10～15 克，琥珀 1～3 克，地龙 5～10 克，水蛭 1～3 克，钩藤 6～12 克。

用法：去中医院抓阴药中药配方颗粒制剂，标记 2。一服药两格，晚餐前服用阴药

颗粒一格。

7. 脑血管意外（高血压跌倒等意外导致出血）

【临床表现】口眼歪斜，舌强难语，半身不遂，肢体麻木。

【功效】阳药扶阳补气，活血化瘀，疏风通络；阴药滋阴生津，安心宁神。

【阳药处方及用法】

阳药处方：红参 3～5 克，五灵脂 3～5 克，三七 3～6 克，淡附片 10～15 克，炙甘草 10～15 克，桂枝 10～15 克，蜈蚣 1～3 克，全蝎 1～3 克，干姜 10～15 克，黄芪 15～30 克，陈皮 6～12 克，当归 15～30 克，川芎 5～10 克，麻黄 3～6 克，细辛 3～6 克，丁香 5～10 克，盐补骨脂 10～15 克，淫羊藿 10～15 克，益智 5～10 克。

用法：去中医院抓阳药中药配方颗粒制剂，标记 1。一服药两格，早餐后服用阳药颗粒一格。

【阴药处方及用法】

阴药处方：白芍 10～15 克，泽泻 10～15 克，丹参 10～20 克，生地黄 20～40 克，玄参 10～15 克，天冬 10～15 克，茯苓 10～15 克，柴胡 10～15 克，升麻 10～15 克，牡蛎 15～30 克，炒僵蚕 10～20 克，水蛭 3～6 克。

用法：去中医院抓阴药中药配方颗粒制剂，标记 2。一服药两格，晚餐前服用阴药颗粒一格。

8. 中风后遗症

【临床表现】半身不遂，肢体软弱无力，面色萎黄，头身困倦。

【功效】阳药益气养血，化瘀通络；阴药滋阴生津，利水排痰。

【阳药处方及用法】

阳药处方：紫河车 3～6 克，鹿角霜 6～12 克，红参 5～10 克，鸡血藤 15～30 克，三七 3～6 克，淡附片 10～15 克，炙甘草 10～15 克，桂枝 10～15 克，干姜 10～15 克，黄芪 15～30 克，陈皮 10～15 克，当归 10～20 克，川芎 5～10 克，细辛 3～6 克，丁香 5～10 克，麻黄 3～6 克，盐补骨脂 10～15 克，淫羊藿 10～15 克，益智 5～10 克。

用法：去中医院抓阳药中药配方颗粒制剂，标记 1。一服药两格，早餐后服用阳药颗粒一格。

【阴药处方及用法】

阴药处方：白芍 10～15 克，丹参 10～20 克，泽泻 10～15 克，茯苓 10～15 克，柴胡 10～15 克，升麻 10～15 克，牡蛎 15～30 克，炒僵蚕 5～10 克，地龙 5～10 克，水蛭 3～6 克。

用法：去中医院抓阴药中药配方颗粒制剂，标记 2。一服药两格，晚餐前服用阴药颗粒一格。

9. 三叉神经痛（属于上焦疼痛）

【临床表现】头面疼痛，痛如刀割，伴有肌肉抽动。

【功效】阳药温阳活血，通络止痛；阴药滋阴生津，化痰排毒。

【阳药处方及用法】

阳药处方：醋延胡索 10～15 克，白芷 10～15 克，桂枝 10～15 克，干姜 10～15 克，麻黄 3～6 克，红参 10～15 克，陈皮 6～12 克，防风 10～15 克，当归 10～20 克，细辛 10～15 克，丁香 5～10 克，盐补骨脂 15～30 克，淫羊藿 15～30 克，蜈蚣 1～3 克，全蝎 1～3 克。

用法：去中医院抓阳药中药配方颗粒制剂，标记 1。一服药两格，早餐后服用阳药颗粒一格。

【阴药处方及用法】

阴药处方：白芍 10～15 克，蝉蜕 6～9 克，天麻 10～15 克，桑寄生 10～15 克，郁金 10～15 克，桃仁 20～30 克，火麻仁 20～30 克，葛根 20～30 克。

用法：去中医院抓阴药中药配方颗粒制剂，标记 2。一服药两格，晚餐前服用阴药颗粒一格。

10. 坐骨神经痛

【临床表现】腰腿疼痛，屈伸不利，腰膝酸软，畏寒肢冷。

【功效】阳药固本培元，强筋壮骨，通络止痛；阴药补肾填精，祛痰排毒。

【阳药处方及用法】

阳药处方：紫河车 3～6 克，鹿角胶 3～6 克，鹿角霜 6～12 克，三七 3～6 克，制附子 10～15 克，炙甘草 10～15 克，肉桂 5～15 克，蜈蚣 2～4 克，全蝎 2～4 克，干姜 10～15 克，红参 10～15 克，白芷 10～15 克，当归 10～20 克，川芎 5～10 克，鸡血藤 15～30 克，盐补骨脂 10～15 克，淫羊藿 10～15 克，醋延胡索 10～15 克。

用法：去中医院抓阳药中药配方颗粒制剂，标记 1。一服药两格，早餐后服用阳药颗粒一格。

【阴药处方及用法】

阴药处方：杜仲 10～15 克，牛膝 10～15 克，续断 10～15 克，泽泻 15～30 克，金毛狗脊 15～30 克，五味子 10～20 克，山茱萸 10～20 克，茯苓 10～20 克，盐菟丝子 10～15 克，枸杞子 10～15 克。

用法：去中医院抓阴药中药配方颗粒制剂，标记 2。一服药两格，晚餐前服用阴药颗粒一格。

11. 慢性疲劳（气血皆虚）

【临床表现】面色发白，气短懒言，语声低微，倦怠乏力，手足心热，虚烦不安，盗汗。

【功效】阳药温阳健脾，补气养肺；阴药填精补髓，安心养神。

【阳药处方及用法】

阳药处方：三七 3～6 克，阿胶 3～6 克，肉桂 5～10 克，干姜 5～10 克，红参 10～15 克，陈皮 10～15 克，山药 10～15 克，白术 10～15 克，当归 10～15 克，川芎 6～12 克，益智 6～12 克，盐补骨脂 15～30 克，淫羊藿 15～30 克。

用法：去中医院抓阳药中药配方颗粒制剂，标记 1。一服药两格，早餐后服用阳药颗粒一格。

【阴药处方及用法】

阴药处方：生地黄 15～30 克，玄参 15～30 克，麦冬 15～30 克，牡蛎 15～30 克，茯苓 15～30 克，天麻 10～15 克，丹参 10～15 克，杜仲 10～15 克，郁金 10～15 克，五味子 10～15 克，酸枣仁 10～20 克。

用法：去中医院抓阴药中药配方颗粒制剂，标记 2。一服药两格，晚餐前服用阴药颗粒一格。

12. 神经衰弱

【临床表现】精神抑郁，情绪不宁，悲忧善哭，喜怒无常，胸肋胀痛，失眠多梦。

【功效】阳药温阳补气，提气升阳；阴药滋阴生津，安心宁神。

【阳药处方及用法】

阳药处方：紫河车 3～6 克，鹿角霜 6～12 克，三七 3～6 克，制附子 6～9 克，炙甘草 6～9 克，肉桂 5～10 克，麻黄 6～9 克，红参 5～10 克，陈皮 6～1215 克，黄芪 15～30 克，山药 10～15 克，白术 10～15 克，当归 10～15 克，川芎 6～12 克，益智 5～10 克，细辛 6～9 克，丁香 5～10 克，盐补骨脂 10～15 克，淫羊藿 10～15 克，肉苁蓉 10～15 克。

用法：去中医院抓阳药中药配方颗粒制剂，标记 1。一服药两格，早餐后服用阳药颗粒一格。

【阴药处方及用法】

阴药处方：五味子 10～15 克，金樱子 10～15 克，合欢皮 15～30 克，麦冬 10～15 克，牡蛎 10～15 克，茯神 10～20 克，天麻 10～15 克，丹参 10～15 克，杜仲 10～15 克，郁金 10～15 克，龙骨 10～15 克，活磁石 10～15 克。

用法：去中医院抓阴药中药配方颗粒制剂，标记 2。一服药两格，晚餐前服用阴药颗粒一格。

13. 血管运动失衡性晕厥

【临床表现】头晕，动则晕倒，面色惨白，精神恍惚，少气无力，萎靡无言。

【功效】温阳健脾，补气生血；阴药滋阴生津，安心宁神。

【阳药处方及用法】

阳药处方：肉桂 5 ～ 10 克，阿胶 3 ～ 6 克，红参 10 ～ 15 克，陈皮 10 ～ 15 克，山药 10 ～ 15 克，白术 10 ～ 15 克，当归 10 ～ 15 克，川芎 6 ～ 12 克，益智 6 ～ 12 克，细辛 10 ～ 15 克，丁香 5 ～ 10 克，补骨脂 10 ～ 15 克，淫羊藿 10 ～ 15 克，巴戟天 10 ～ 15 克，肉苁蓉 10 ～ 15 克。

用法：去中医院抓阳药中药配方颗粒制剂，标记 1。一服药两格，早餐后服用阳药颗粒一格。

【阴药处方及用法】

阴药处方：酸枣仁 10 ～ 20 克，麦冬 10 ～ 15 克，牡蛎 15 ～ 30 克，茯苓 10 ～ 15 克，天麻 10 ～ 15 克，白芍 10 ～ 20 克，丹参 10 ～ 15 克，杜仲 10 ～ 15 克，郁金 10 ～ 15 克，五味子 10 ～ 15 克，金樱子 10 ～ 15 克，沙苑子 10 ～ 15 克。

用法：去中医院抓阴药中药配方颗粒制剂，标记 2。一服药两格，晚餐前服用阴药颗粒一格。

14. 脑血管痉挛

【临床表现】头晕，头痛，一过性肢体麻木。

【功效】阳药扶阳强心，强心健脑，活血通络；阴药填精补髓，平肝熄风。

【阳药处方及用法】

阳药处方：制附子 10 ～ 15 克，炙甘草 10 ～ 15 克，肉桂 5 ～ 10 克，红参 10 ～ 15 克，陈皮 10 ～ 15 克，麻黄 6 ～ 12 克，白术 10 ～ 15 克，当归 10 ～ 15 克，川芎 10 ～ 15 克，益智 10 ～ 15 克，细辛 6 ～ 12 克，丁香 5 ～ 10 克，盐补骨脂 15 ～ 30 克，淫羊藿 15 ～ 30 克。

用法：去中医院抓阳药中药配方颗粒制剂，标记 1。一服药两格，早餐后服用阳药颗粒一格。

【阴药处方及用法】

阴药处方：天麻 10 ～ 15 克，蝉蜕 6 ～ 12 克，生地黄 15 ～ 30 克，白芍 10 ～ 15 克，麦冬 10 ～ 15 克，牡蛎 15 ～ 30 克，茯苓 10 ～ 15 克，酸枣仁 10 ～ 15 克，杜仲 10 ～ 15 克，郁金 10 ～ 15 克，五味子 10 ～ 15 克。

用法：去中医院抓阴药中药配方颗粒制剂，标记 2。一服药两格，晚餐前服用阴药颗粒一格。

15. 震颤麻痹（帕金森病）

【临床表现】肢体口舌震颤，肌肉僵化。

【功效】阳药温阳健脾，通络止痛；阴药镇肝熄风，滋阴安神。

【阳药处方及用法】

阳药处方：制附子 10～15 克，炙甘草 10～15 克，肉桂 5～10 克，蜈蚣 2～4 克，红参 10～15 克，蒺藜 10～20 克，全蝎 2～4 克，白术 10～15 克，川芎 10～15 克，黄芪 15～30 克，细辛 5～10 克，丁香 5～10 克，盐补骨脂 10～20 克，淫羊藿 10～20 克。

用法：去中医院抓阳药中药配方颗粒制剂，标记 1。一服药两格，早餐后服用阳药颗粒一格。

【阴药处方及用法】

阴药处方：生地黄 10～20 克，黄精 10～20 克，牡蛎 15～30 克，茯苓 10～15 克，杜仲 10～15 克，郁金 10～15 克，柴胡 10～15 克，五味子 10～15 克，葛根 15～30 克。

用法：去中医院抓阴药中药配方颗粒制剂，标记 2。一服药两格，晚餐前服用阴药颗粒一格。

16. 神经症

【临床表现】精神恍惚，心神不宁，多疑善惊，悲忧善哭。

【功效】阳药补益气血，甘润缓急；阴药滋阴生津，养心宁神。

【阳药处方及用法】

阳药处方：黄芪 10～15 克，党参 15～30 克，陈皮 10～15 克，白术 15～30 克，当归 15～30 克，川芎 10～15 克，益智 5～10 克，麻黄 5～10 克，丁香 5～10 克，浮小麦 10～20 克，大枣 10～15 克。

用法：去中医院抓阳药中药配方颗粒制剂，标记 1。一服药两格，早餐后服用阳药颗粒一格。

【阴药处方及用法】

阴药处方：百合 10～15 克，生地黄 15～30 克，麦冬 10～15 克，牡蛎 15～30 克，茯苓 10～15 克，杜仲 10～15 克，郁金 10～15 克，柴胡 10～15 克，五味子 10～15 克，金樱子 10～15 克。

用法：去中医院抓阴药中药配方颗粒制剂，标记 2。一服药两格，晚餐前服用阴药颗粒一格。

17. 重症肌无力

【临床表现】肢体萎软无力，心烦口渴，眼睑下垂，咽干舌燥。

【功效】阳药固本培元，补火生土，健脾养肺；阴药填精补髓，补益气血，安心宁神。

【阳药处方及用法】

阳药处方：紫河车3～6克，鹿角胶3～6克，鹿角霜6～12克，三七3～6克，阿胶3～5克，制附子10～15克，炙甘草10～15克，红参10～15克，山药10～20克，炒白术10～20克，黄芪30～60克，当归15～30克，川芎5～10克，益智5～10克，细辛5～10克，丁香5～10克，盐补骨脂10～20克，淫羊藿10～20克，巴戟天10～15克，沙苑子10～15克，肉苁蓉10～15克，大枣10～15克。

用法：去中医院抓阳药中药配方颗粒制剂，标记1。一服药两格，早餐后服用阳药颗粒一格。

【阴药处方及用法】

阴药处方：葛根15～30克，合欢皮15～30克，生地黄10～15克，玄参10～15克，麦冬10～15克，茯苓10～15克，杜仲10～15克，楮实子6～12克，郁金10～15克，柴胡10～15克，升麻10～15克，桃仁10～15克，五味子10～15克，金樱子10～15克，天麻10～15克，盐菟丝子10～20克，枸杞子15～20克。

用法：去中医院抓阴药中药配方颗粒制剂，标记2。一服药两格，晚餐前服用阴药颗粒一格。

18. 嗜睡

【临床表现】头蒙如裹，昏昏欲睡，肢体沉重，胸部郁闷，口味差。

【功效】阳药温阳健脾，醒神开窍；阴药燥湿化痰，益气生津。

【阳药处方及用法】

阳药处方：制附子6～9克，炙甘草6～9克，肉桂5～10克，桂枝10～15克，红参10～15克，陈皮10～15克，麻黄6～12克，白术15～30克，黄芪30～60克，当归15～30克，川芎10～15克，益智10～15克，细辛10～15克，佩兰10～15克，丁香5～10克，半夏曲10～15克，石菖蒲6～12克，远志6～12克。

用法：去中医院抓阳药中药配方颗粒制剂，标记1。一服药两格，早餐后服用阳药颗粒一格。

【阴药处方及用法】

阴药处方：葛根15～30克，合欢皮15～30克，牡蛎15～30克，茯苓10～15克，杜仲10～15克，郁金10～15克，柴胡10～15克，升麻10～15克，竹茹15～30克。

用法：去中医院抓阴药中药配方颗粒制剂，标记2。一服药两格，晚餐前服用阴药颗粒一格。

19. 多发性神经炎

【临床表现】肢体困重，萎软无力，下肢尤甚，肢体有蚁感等异常感觉。

【功效】阳药健脾化痰，补气生血；阴药补肾填精，燥湿排痰。

【阳药处方及用法】

阳药处方：黄芪 15～30 克，红参 10～15 克，陈皮 10～15 克，白术 15～30 克，当归 15～30 克，川芎 10～15 克，细辛 5～10 克，丁香 5～10 克，麻黄 5～10 克，盐补骨脂 15～30 克，淫羊藿 15～30 克，姜半夏 10～15 克。

用法：去中医院抓阳药中药配方颗粒制剂，标记 1。一服药两格，早餐后服用阳药颗粒一格。

【阴药处方及用法】

阴药处方：牡蛎 15～30 克，茯苓 10～15 克，泽泻 10～15 克，杜仲 10～15 克，牛膝 10～15 克，续断 10～15 克，郁金 10～15 克，柴胡 10～15 克，升麻 10～15 克，黄柏 10～15 克，薏苡仁 15～30 克，五味子 10～15 克。

用法：去中医院抓阴药中药配方颗粒制剂，标记 2。一服药两格，晚餐前服用阴药颗粒一格。

20. 面神经炎

【临床表现】口眼歪斜，言语不利，闭目不全。

【功效】阳药健脾化痰，祛风解表，通经活络；阴药活血通络，泻火排毒。

【阳药处方及用法】

阳药处方：制附子 6～9 克，炙甘草 6～9 克，肉桂 5～10 克，桂枝 10～15 克，红参 10～15 克，陈皮 10～15 克，白术 10～15 克，白芷 10～15 克，防风 10～15 克，川芎 10～15 克，麻黄 5～10 克，益智 5～10 克，细辛 5～10 克，丁香 5～10 克，姜半夏 10～15 克，蜈蚣 3～5 克，全蝎 3～5 克。

用法：去中医院抓阳药中药配方颗粒制剂，标记 1。一服药两格，早餐后服用阳药颗粒一格。

【阴药处方及用法】

阴药处方：牡蛎 15～30 克，茯苓 10～15 克，泽泻 10～15 克，杜仲 10～15 克，牛膝 10～15 克，郁金 10～15 克，柴胡 10～15 克，升麻 10～15 克，鸡血藤 15～30 克，地龙 10～15 克，天麻 10～15 克。

用法：去中医院抓阴药中药配方颗粒制剂，标记 2。一服药两格，晚餐前服用阴药颗粒一格。

21. 癫痫

【临床表现】突然肢体抽搐，神志不清，双目上视，喉咙出痰时苏醒。

【功效】阳药扶阳健脾，化痰开窍；阴药疏通经脉，化痰熄风。

【阳药处方及用法】

阳药处方：紫河车 3～6 克，鹿角霜 3～6 克，三七 3～6 克，制附子 10～15 克，炙甘草 10～15 克，肉桂 5～10 克，红参 10～15 克，陈皮 10～15 克，苍术 10～15 克，当归 10～15 克，川芎 10～15 克，麻黄 6～12 克，益智 6～12 克，细辛 6～12 克，丁香 5～10 克，姜半夏 10～15 克，蜈蚣 3～6 克，全蝎 3～6 克，炒僵蚕 3～6 克，盐补骨脂 10～15 克，淫羊藿 10～15 克，石菖蒲 10～15 克。

用法：去中医院抓阳药中药配方颗粒制剂，标记 1。一服药两格，早餐后服用阳药颗粒一格。

【阴药处方及用法】

阴药处方：牡蛎 15～30 克，茯苓 10～15 克，泽泻 10～15 克，郁金 10～15 克，柴胡 10～15 克，升麻 10～15 克，白芍 10～15 克，天麻 10～15 克，蝉蜕 6～12 克。

用法：去中医院抓阴药中药配方颗粒制剂，标记 2。一服药两格，晚餐前服用阴药颗粒一格。

22. 抑郁症

【临床表现】精神抑郁，情绪不宁，失眠纳差，易醒多梦。

【功效】阳药温阳健脾，补气生血；阴药滋阴生津，疏肝解郁，安心宁神。

【阳药处方及用法】

阳药处方：制附子 10～15 克，炙甘草 10～15 克，肉桂 5～10 克，桂枝 6～12 克，红参 10～15 克，陈皮 10～15 克，香附 10～15 克，白术 10～15 克，当归 15～30 克，川芎 10～15 克，麻黄 6～12 克，益智 6～12 克，细辛 6～12 克，丁香 5～10 克，姜半夏 10～15 克，盐补骨脂 10～15 克，淫羊藿 10～15 克，巴戟天 10～15 克，仙茅 10～15 克，肉苁蓉 10～15 克，远志 6～12 克。

用法：去中医院抓阳药中药配方颗粒制剂，标记 1。一服药两格，早餐后服用阳药颗粒一格。

【阴药处方及用法】

阴药处方：合欢皮 15～30 克，牡蛎 15～30 克，茯苓 10～15 克，泽泻 10～15 克，杜仲 10～15 克，郁金 10～15 克，柴胡 10～15 克，升麻 10～15 克，炒酸枣仁 10～15 克，白芍 10～15 克，天麻 10～15 克，五味子 10～15 克。

用法：去中医院抓阴药中药配方颗粒制剂，标记 2。一服药两格，晚餐前服用阴药颗粒一格。

23. 癔症发作

【临床表现】精神恍惚，喜怒无常，手舞足蹈，或肢体痉挛。

【功效】阳药补气升阳，舒筋通络；阴药滋阴清火，镇静安神。

【阳药处方及用法】

阳药处方：桂枝 10～15 克，党参 15～30 克，陈皮 10～15 克，白术 10～15 克，白芷 10～15 克，醋延胡索 10～15 克，川芎 10～15 克，麻黄 6～12 克，益智 10～15 克，细辛 6～12 克，丁香 5～10 克，藿香 10～15 克，佩兰 10～15 克，荆芥 10～15 克，姜半夏 10～15 克，盐补骨脂 10～15 克，淫羊藿 10～15 克，远志 6～12 克，石菖蒲 10～15 克。

用法：去中医院抓阳药中药配方颗粒制剂，标记 1。一服药两格，早餐后服用阳药颗粒一格。

【阴药处方及用法】

阴药处方：牡蛎 15～30 克，生龙骨 15～30 克，茯苓 10～15 克，泽泻 10～15 克，杜仲 10～15 克，郁金 10～15 克，柴胡 10～15 克，升麻 10～15 克，白芍 10～15 克，天麻 10～15 克，五味子 10～15 克，炒酸枣仁 10～20 克。

用法：去中医院抓阴药中药配方颗粒制剂，标记 2。一服药两格，晚餐前服用阴药颗粒一格。

24. 精神分裂症

【临床表现】精神抑郁，表情冷漠，沉默痴呆或情绪烦躁不安，多言不序，妄见妄为。

【功效】阳药健脾化痰，醒神开窍；阴药清热化痰，泻火排毒。

【阳药处方及用法】

阳药处方：肉桂 5～10 克，桂枝 6～12 克，红参 10～15 克，陈皮 10～15 克，白术 10～15 克，川芎 10～15 克，麻黄 3～6 克，益智 5～10 克，细辛 3～6 克，丁香 5～10 克，藿香 10～15 克，佩兰 10～15 克，姜半夏 10～15 克，盐补骨脂 10～15 克，淫羊藿 10～15 克，肉苁蓉 10～15 克，乳香 3～6 克，没药 3～6 克，远志 10～15 克，石菖蒲 10～15 克。

用法：去中医院抓阳药中药配方颗粒制剂，标记 1。一服药两格，早餐后服用阳药颗粒一格。

【阴药处方及用法】

阴药处方：牡蛎 15～30 克，生龙骨 15～30 克，茯苓 10～15 克，泽泻 10～15 克，郁金 10～15 克，柴胡 10～15 克，升麻 10～15 克，白芍 10～15 克，地龙 10～15 克，人工天竺黄 6～12 克，天麻 10～20 克，煅青蒙石 10～15 克，合欢花 9～18 克。

用法：去中医院抓阴药中药配方颗粒制剂，标记 2。一服药两格，晚餐前服用阴药颗粒一格。

第八章　常见慢性内分泌科疾病

1. 阴虚阳盛型（火旺型）糖尿病

【临床表现】胃口好，虚火旺，多食、多饮、多尿，体形消瘦，高血糖。

【功效】阳药温阳健脾，健脾化糖；阴药滋阴生津，养肝降糖。

【阳药处方及用法】

阳药处方：黄芪 15～30 克，白术 10～15 克，肉桂 5～10 克，枸杞子 15～30 克，盐补骨脂 15～30 克，淫羊藿 15～30 克，桂枝 10～15 克，党参 15～30 克，山药 10～20 克，干姜 10～20 克，陈皮 10～15 克。

用法：去中医院抓阳药中药配方颗粒制剂，标记 1。一服药两格，早餐后服用阳药颗粒一格。

【阴药处方及用法】

阴药处方：山茱萸 15～30 克，生地黄 15～30 克，天冬 10～15 克，牡蛎 15～30 克，天花粉 15～30 克，石膏 30～60 克，五味子 15～30 克，蒲公英 15～30 克，柴胡 6～12 克，葛根 15～30 克，盐菟丝子 15～30 克，胡桃 15～30 克。

用法：去中医院抓阴药中药配方颗粒制剂，标记 2。一服药两格，晚餐前服用阴药颗粒一格。

2. 阴盛阳虚型糖尿病

【临床表现】腹部冷痛，厌食呕逆，少食、多饮、多尿。

【功效】阳药温阳健脾，健脾化糖；阴药燥湿舒肝，疏肝降糖。

【阳药处方及用法】

阳药处方：制附子 10～15 克，炙甘草 10～15 克，肉桂 5～10 克，桂枝 10～15 克，干姜 10～20 克，红参 10～15 克，吴茱萸 10～15 克，盐巴戟天 10～15 克，盐补骨脂 10～15 克，淫羊藿 10～15 克，山药 10～15 克，白术 10～15 克，当归 10～20 克，川芎 6～12 克。

用法：去中医院抓阳药中药配方颗粒制剂，标记 1。一服药两格，早餐后服用阳药颗粒一格。

【阴药处方及用法】

阴药处方：山茱萸 15～30 克，生地黄 15～30 克，五味子 15～30 克，麦冬 15～30 克，天冬 15～30 克，茯苓 15～30 克，牡蛎 15～30 克，葛根 15～30 克，枸杞子 10 ～ 15 克，盐菟丝子 10 ～ 15 克。

用法：去中医院抓阴药中药配方颗粒制剂，标记 2。一服药两格，晚餐前服用阴药颗粒一格。

3. 甲状腺功能亢进症

【临床表现】心悸、汗多、烦躁易怒、咽干、脉数等。

【功效】阳药补土压火，补水克火；阴药补肾养肝，降肝火，疏肝理气，化痰养阴。

【阳药处方及用法】

阳药处方：炙甘草 15 ～ 30 克，黄芪 10 ～ 20 克，党参 15 ～ 30 克，桔梗 10 ～ 15 克，陈皮 10 ～ 15 克，盐巴戟天 10 ～ 15 克，盐补骨脂 10 ～ 15 克，淫羊藿 10 ～ 15 克，当归 15 ～ 30 克，山药 20 ～ 40 克。

用法：去中医院抓阳药中药配方颗粒制剂，标记 1。一服药两格，早餐后服用阳药颗粒一格。

【阴药处方及用法】

阴药处方：葛根 20 ～ 40 克，生地黄 20 ～ 40 克，丹参 10 ～ 20 克，柴胡 10 ～ 15 克，女贞子 10 ～ 15 克，生龙骨 15 ～ 30 克，牡蛎 15 ～ 30 克，麦冬 10 ～ 15 克，玄参 10 ～ 15 克，黄芩 10 ～ 15 克，墨旱莲 15 ～ 30 克，蒲公英 15 ～ 30 克，猫爪草 10 ～ 15 克，枸杞子 15 ～ 30 克，盐菟丝子 15 ～ 30 克。

用法：去中医院抓阴药中药配方颗粒制剂，标记 2。一服药两格，晚餐前服用阴药颗粒一格。

4. 甲状腺囊肿（甲状腺功能减退）

【临床表现】甲状腺囊肿是一种地方性流行疾病，主要由于缺碘，引起甲状腺增生肿大出现甲状腺囊肿，退行性病变。

【功效】阳药旺心火，健脾补气；阴药滋阴生津，化痰养阴，散结消肿。

【阳药处方及用法】

阳药处方：制附子 10 ～ 15 克，炙甘草 10 ～ 15 克，肉桂 5 ～ 10 克，桂枝 10 ～ 15 克，干姜 10 ～ 20 克，红参 10 ～ 15 克，桔梗 10 ～ 15 克，陈皮 10 ～ 15 克，盐巴戟天 10 ～ 15 克，盐补骨脂 10 ～ 15 克，淫羊藿 10 ～ 15 克，姜半夏 10 ～ 15 克，细辛 6 ～ 12 克。

用法：去中医院抓阳药中药配方颗粒制剂，标记 1。一服药两格，早餐后服用阳药颗粒一格。

【阴药处方及用法】

阴药处方：生地黄 15 ～ 30 克，麦冬 10 ～ 15 克，玄参 10 ～ 15 克，昆布 10 ～ 15 克，海藻 10 ～ 15 克，柴胡 10 ～ 15 克，牡蛎 15 ～ 30 克，夏枯草 15 ～ 30 克，女贞

子 15～30 克，蒲公英 15～30 克，猫爪草 10～15 克，枸杞子 15～30 克，盐菟丝子 15～30 克。

用法：去中医院抓阴药中药配方颗粒制剂，标记 2。一服药两格，晚餐前服用阴药颗粒一格。

5. 内分泌功能失调性水肿或肾水肿兼慢性肾炎

【临床表现】小便不利，一身尽肿。

【功效】阳药扶阳利水，温阳化气；阴药滋养肝肾，利尿排水。

【阳药处方及用法】

阳药处方：制附子 6～9 克，炙甘草 6～9 克，肉桂 5～10 克，桂枝 10～15 克，干姜 10～20 克，白术 10～15 克，麻黄 5～10 克，细辛 5～10 克，红参 10～15 克，山药 20～40 克，陈皮 10～15 克，乳香 3～6 克，桑螵蛸 5～10 克，大腹皮 10～15 克。

用法：去中医院抓阳药中药配方颗粒制剂，标记 1。一服药两格，早餐后服用阳药颗粒一格。

【阴药处方及用法】

阴药处方：生地黄 15～30 克，茯苓 10～15 克，桑白皮 10～15 克，车前子 10～15 克，猪苓 10～15 克，泽泻 10～15 克，薏苡仁 10～15 克，琥珀 10～15 克，牡丹皮 10～15 克，葶苈子 10～15 克，五味子 10～15 克，杜仲 10～15 克。

用法：去中医院抓阴药中药配方颗粒制剂，标记 2。一服药两格，晚餐前服用阴药颗粒一格。

第九章 常见风湿内科疾病

1. 寒热夹杂型风湿性关节炎

【临床表现】关节肿痛，发热。

【功效】阳药祛湿化痰，健脾补肾；阴药补肾填精，活血止痛。

【阳药处方及用法】

阳药处方：肉桂5～10克，补骨脂10～15克，椒目3～5克，麻黄5～10克，细辛5～10克，党参15～30克，黄芪15～30克，白术15～30克，淫羊藿10～15克，当归10～20克，川芎10～15克，陈皮10～15克，两面针5～10克，千斤拔10～20克。

用法：去中医院抓阳药中药配方颗粒制剂，标记1。一服药两格，早餐后服阳药颗粒一格。

【阴药处方及用法】

阴药处方：生石膏15～30克，黄柏5～10克，白鲜皮10～15克，薏苡仁15～30克，连翘10～15克，老鹤草15～30克，重楼10～15克，紫草10～15克，虎杖10～15克，金银花10～15克，生地黄10～20克。

用法：去中医院抓阴药中药配方颗粒制剂，标记2。一服药两格，晚餐前服用阴药颗粒一格。

2. 早中期寒湿型类风湿性关节炎

【临床表现】四肢关节或肌肉肿痛，局部皮肤颜色不红，触之不热，关节屈伸不利。

【功效】阳药补肾活血止痛，温经散寒，活血通络；阴药补肾填精，滋阴生血。

【阳药处方及用法】

阳药处方：黄芪15～30克，当归10～20克，制川乌5～10克，制附子5～10克，沙苑子10～15克，黑豆15～30克，麻黄6～12克，桂枝6～12克，肉桂6～12克，细辛6～12克，干姜10～15克，防风10～20克，盐补骨脂10～20克，淫羊藿10～20克，红参10～15克，蜂蜜10～20克，炙甘草15～30克，大枣10～15克。

用法：去中医院抓阳药中药配方颗粒制剂，标记1。一服药两格，早餐前服用阳药颗粒一格。

【阴药处方及用法】

阴药处方：生地黄 15 ～ 30 克，鸡血藤 15 ～ 30 克，地龙 10 ～ 15 克，狗脊 15 ～ 30 克，续断 15 ～ 30 克，牛膝 15 ～ 30 克，枸杞子 15 ～ 30 克，盐菟丝子 10 ～ 20 克，杜仲 10 ～ 20 克。

用法：去中医院抓阴药中药配方颗粒制剂，标记 2。一服药两格，晚餐前服用阴药颗粒一格。

3. 中晚期寒湿型类风湿性关节炎

【临床表现】 肢体肌肉关节疼痛，痛处不移，关节肿大，甚至强直变形，屈伸不利，周围可见硬结，肌肤甲错或干燥无光泽。

【功效】 阳药补肾活血止痛，温经散寒，活血通络；阴药补肾填精，滋阴生血。

【阳药处方及用法】

阳药处方：黄芪 15 ～ 30 克，当归 10 ～ 20 克，制川乌 5 ～ 10 克，制附子 5 ～ 10 克，黑豆 15 ～ 30 克，麻黄 6 ～ 12 克，桂枝 6 ～ 12 克，肉桂 6 ～ 12 克，细辛 6 ～ 12 克，干姜 10 ～ 15 克，巴戟天 10 ～ 20 克，乳香 6 ～ 12 克，苏木 6 ～ 12 克，红参 10 ～ 15 克，蜂蜜 15 ～ 30 克，炙甘草 15 ～ 30 克，大枣 10 ～ 15 克，蜈蚣 2 ～ 4 克，全蝎 3 ～ 6 克，土鳖虫 6 ～ 12 克。

用法：去中医院抓阳药中药配方颗粒制剂，标记 1。一服药两格，早餐前服用阳药颗粒一格。

【阴药处方及用法】

阴药处方：生地黄 15 ～ 30 克，鸡血藤 15 ～ 30 克，地龙 10 ～ 20 克，狗脊 10 ～ 20 克，续断 10 ～ 20 克，牛膝 10 ～ 20 克，杜仲 10 ～ 20 克，枸杞子 10 ～ 20 克，盐菟丝子 10 ～ 20 克，沙苑子 10 ～ 20 克。

用法：去中医院抓阴药中药配方颗粒制剂，标记 2。一服药两格，晚餐前服用阴药颗粒一格。

4. 风湿腰腿痛

【临床表现】 瘀血夹风湿，经络痹阻，肩痛、臂痛、腰腿痛或周身疼痛，经久不愈。

【功效】 阳药活血通络，除湿止痛；阴药滋阴生津，清痰排毒。

【阳药处方及用法】

阳药处方：肉桂 5 ～ 10 克，桂枝 10 ～ 15 克，干姜 10 ～ 15 克，椒目 3 ～ 5 克，红参 10 ～ 15 克，桔梗 10 ～ 15 克，陈皮 10 ～ 15 克，麻黄 5 ～ 10 克，细辛 5 ～ 10 克，盐补骨脂 15 ～ 30 克，淫羊藿 10 ～ 15 克，当归 10 ～ 20 克，川芎 6 ～ 12 克，山药 10 ～ 20 克，威灵仙 10 ～ 15 克，海风藤 10 ～ 15 克，鸡血藤 10 ～ 15 克。

用法：去中医院抓阳药中药配方颗粒制剂，标记 1。一服药两格，早餐前口服阳药颗粒一格。

【阴药处方及用法】

阴药处方：狗脊 10～15 克，续断 10～15 克，牛膝 10～15 克，杜仲 10～15 克，黄柏 5～10 克，大黄 3～6 克，盐巴戟天 10～15 克，枸杞子 10～15 克，盐菟丝子 10～15 克，水牛角 10～15 克。

用法：去中医院抓阴药中药配方颗粒制剂，标记 2。一服药两格，晚餐前服用阴药颗粒一格。

5. 系统性红斑狼疮

【临床表现】发热，肌肉关节疼痛，蝶形红斑，贫血，记忆力减退等。

【功效】阳药健脾养胃，补血升阳；阴药清热解毒养阴，凉血活血消斑。

【阳药处方及用法】

阳药处方：三七 3～6 克，炮附子 3～6 克，淡附片 3～6 克，炙甘草 6～12 克，桂枝 6～12 克，干姜 6～12 克，麻黄 3～6 克，细辛 3～6 克，姜半夏 10～20 克。

用法：去中医院抓阳药中药配方颗粒制剂，标记 1。一服药两格，早餐前服用阳药颗粒一格。

【阴药处方及用法】

阴药处方：生地黄 15～30 克，麦冬 10～15 克，黄连 6～12 克，紫草 6～12 克，白芍 10～15 克，柴胡 10～15 克，忍冬藤 15～30 克，水牛角 10～15 克，牡丹皮 10～20 克，赤芍 10～15 克，制何首乌 6～12 克，路路通 10～20 克，桑葚 15～30 克。

用法：去中医院抓阴药中药配方颗粒制剂，标记 2。一服药两格，晚餐前服用阴药颗粒一格。

6. 急性痛风

【临床表现】关节红肿刺痛，下肢小关节卒然红肿热痛、拒按，痛不可触，得冷则舒，病势较急，触之局部灼热，伴发热口渴，心烦不安，小便黄。

【功效】阳药温阳健脾，升阳解热；阴药清热利湿，消肿止痛。

【阳药处方及用法】

阳药处方：制附子 6～9 克，炙甘草 6～9 克，肉桂 5～10 克，桂枝 10～15 克，干姜 10～15 克，椒目 3～5 克，麻黄 5～10 克，细辛 5～10 克，党参 15～30 克，黄芪 15～30 克，陈皮 10～15 克，蜈蚣 3～6 克，全蝎 3～6 克，苍术 10～15 克，威灵仙 10～15 克，两面针 5～10 克，醋延胡索 15～30 克，白芷 15～30 克。

用法：去中医院抓阳药中药配方颗粒制剂，标记 1。一服药两格，早餐前服用阳药颗粒一格。

【阴药处方及用法】

阴药处方：茯苓 10～15 克，猪苓 10～15 克，泽泻 10～15 克，薏苡仁 10～15 克，土茯苓 15～30 克，牡丹皮 10～15 克，牛膝 9～18 克，蚕沙 10～20 克，黄柏 10～15 克，白芍 10～15 克，萆薢 10～20 克，忍冬藤 15～30 克。

用法：去中医院抓阴药中药配方颗粒制剂，标记 2。一服药两格，晚餐前服用阴药颗粒一格。

7. 缓解期痛风

【临床表现】关节局部刺痛，疼痛部位固定不移，日久不愈，肤色暗淡，或见关节强直，屈伸不利。

【功效】阳药温血通络；阴药补益肝肾。

【阳药处方及用法】

阳药处方：淡附片 6～12 克，炙甘草 6～12 克，莪术 10～20 克，桂枝 6～12 克，三七 2～6 克，红参 10～15 克，黄芪 15～30 克，苏木 15～30 克，白术 15～30 克，盐补骨脂 15～30 克，淫羊藿 15～30 克，威灵仙 10～20 克。

用法：去中医院抓阳药中药配方颗粒制剂，标记 1。一服药两格，早餐前服用阳药颗粒一格。

【阴药处方及用法】

阴药处方：茯苓 10～15 克，猪苓 10～15 克，路路通 10～20 克，薏苡仁 10～15 克，土茯苓 15～30 克，牡丹皮 10～15 克，牛膝 9～18 克，白芍 10～20 克，生地黄 10～20 克，白芍 10～15 克，盐菟丝子 10～20 克，枸杞子 10～20 克。

用法：去中医院抓阴药中药配方颗粒制剂，标记 2。一服药两格，晚餐前服用阴药颗粒一格。

第十章　常见慢性骨伤科疾病

1. 骨质增生症（骨关节炎）

【临床表现】髋、膝关节骨性关节炎等，症见局部酸软疼痛，夜间明显，屈伸不利。

【功效】阳药温阳活血，通络止痛；阴药滋阴补肾，生津生血。

【阳药处方及用法】

阳药处方：肉桂 5～10 克，桂枝 10～15 克，干姜 10～15 克，红参 5～10 克，黄芪 15～30 克，白术 15～30 克，鹿角胶 3～6 克，鹿角霜 3～6 克，淫羊藿 15～30 克，盐补骨脂 15～30 克，独活 10～20 克，没药 6～12 克，威灵仙 10～20 克。

用法：去中医院抓阳药中药配方颗粒制剂，标记 1。一服药两格，早餐后服用阳药颗粒一格。

【阴药处方及用法】

阴药处方：生地黄 10～15 克，枸杞子 10～15 克，盐菟丝子 10～15 克，楮实子 10～15 克，胡桃 15～30 克，肉苁蓉 10～15 克，鸡血藤 15～30 克，白芍 15～30 克，狗脊 10～15 克，牛膝 10～15 克，续断 10～15 克，杜仲 10～15 克。

用法：去中医院抓阴药中药配方颗粒制剂，标记 2。一服药两格，晚餐前服用阴药颗粒一格。

2. 慢性腰背痛

【临床表现】腰背部疼痛等。

【功效】阳药壮阳补肾，活血止痛；阴药滋阴生津，安心宁神。

【阳药处方及用法】

阳药处方：黄芪 15～30 克，当归 10～20 克，羌活 10～20 克，独活 10～20 克，川芎 6～12 克，桂枝 6～12 克，肉桂 5～10 克，细辛 6～12 克，干姜 10～20 克，盐补骨脂 10～15 克，淫羊藿 10～15 克，红参 10～15 克，海风藤 10～15 克，鸡血藤 10～15 克，千年健 10～15 克。

用法：去中医院抓阳药中药配方颗粒制剂，标记 1。一服药两格，早餐后服用阳药颗粒一格。

【阴药处方及用法】

阴药处方：续断 10～15 克，杜仲 10～20 克，牛膝 9～18 克，生地黄 15～30 克，狗脊 10～20 克，茯苓 10～15 克，薏苡仁 15～30 克，沙苑子 15～30 克，盐菟丝子

15 ～ 30 克，枸杞子 15 ～ 30 克。

用法：去中医院抓阴药中药配方颗粒制剂，标记 2。一服药两格，晚餐前服用阴药颗粒一格。

3. 腰椎间盘突出症

【临床表现】腰椎间盘突出、腰椎管狭窄症等，腰部疼痛等。

【功效】阳药温经散寒，行气止痛；阴药补肾生血，安心宁神。

【阳药处方及用法】

阳药处方：黄芪 15 ～ 30 克，当归 10 ～ 20 克，制川乌 5 ～ 10 克，制附子 5 ～ 10 克，炙甘草 10 ～ 20 克，黑豆 10 ～ 20 克，麻黄 3 ～ 6 克，桂枝 6 ～ 12 克，肉桂 6 ～ 12 克，细辛 3 ～ 6 克，干姜 10 ～ 20 克，小茴香 6 ～ 12 克，盐补骨脂 10 ～ 15 克，淫羊藿 10 ～ 15 克，红参 5 ～ 10 克，蜂蜜 10 ～ 20 克，海风藤 10 ～ 15 克，鸡血藤 10 ～ 15 克，千年健 10 ～ 15 克，大枣 10 ～ 15 克。

用法：去中医院抓阳药中药配方颗粒制剂，标记 1。一服药两格，早餐后服用阳药颗粒一格。

【阴药处方及用法】

阴药处方：续断 10 ～ 15 克，杜仲 10 ～ 15 克，牛膝 10 ～ 15 克，熟地黄 10 ～ 15 克，生地黄 10 ～ 15 克，地龙 10 ～ 15 克，狗脊 10 ～ 20 克，茯苓 10 ～ 15 克，薏苡仁 10 ～ 15 克，沙苑子 10 ～ 15 克，盐菟丝子 10 ～ 15 克，枸杞子 10 ～ 15 克，山茱萸 10 ～ 15 克。

用法：去中医院抓阴药中药配方颗粒制剂，标记 2。一服药两格，晚餐前服用阴药颗粒一格。

4. 足跟痛症（跟骨骨刺）

【临床表现】足跟骨疼痛等。

【功效】阳药通络止痛；阴药益肾补血。

【阳药处方及用法】

阳药处方：白术 10 ～ 20 克，黄芪 30 ～ 60 克，当归 15 ～ 30 克，附子 15 ～ 30 克，炙甘草 10 ～ 15 克，乳香 3 ～ 6 克，没药 3 ～ 6 克，桂枝 6 ～ 12 克，肉桂 6 ～ 12 克，干姜 15 ～ 20 克，醋延胡索 15 ～ 30 克，白芷 15 ～ 30 克，红参 10 ～ 15 克，鹿角胶 3 ～ 6 克，威灵仙 15 ～ 30 克。

用法：去中医院抓阳药中药配方颗粒制剂，标记 1。一服药两格，早餐后服用阳药颗粒一格。

【阴药处方及用法】

阴药处方：熟地黄 10 ～ 20 克，生地黄 10 ～ 20 克，木瓜 15 ～ 30 克，山茱萸

10 ～ 15 克，制何首乌 6 ～ 12 克，泽泻 10 ～ 15 克，白芍 10 ～ 15 克，楮实子 10 ～ 15 克，牛膝 10 ～ 15 克，杜仲 10 ～ 15 克，羚羊角 3 ～ 6 克，盐菟丝子 10 ～ 15 克，水牛角 15 ～ 30 克。

用法：去中医院抓阴药中药配方颗粒制剂，标记 2。一服药两格，晚餐前服用阴药颗粒一格。

5. 颈椎病

【临床表现】颈部疼痛，头部眩晕，少气乏力，上肢疼痛，麻木等。

【功效】阳药补益气血，活血通络，除湿止痛；阴药滋阴生津，滋阴生血。

【阳药处方及用法】

阳药处方：制附子 6 ～ 9 克，炙甘草 6 ～ 9 克，肉桂 5 ～ 10 克，桂枝 10 ～ 15 克，干姜 10 ～ 15 克，红参 10 ～ 15 克，香附 10 ～ 20 克，陈皮 10 ～ 15 克，淫羊藿 15 ～ 30 克，盐补骨脂 15 ～ 30 克，当归 15 ～ 30 克，川芎 5 ～ 10 克，山药 10 ～ 20 克，威灵仙 10 ～ 20 克，三七 3 ～ 6 克，黄芪 10 ～ 20 克。

用法：去中医院抓阳药中药配方颗粒制剂，标记 1。一服药两格，早餐后服用阳药颗粒一格。

【阴药处方及用法】

阴药处方：熟地黄 10 ～ 20 克，生地黄 10 ～ 20 克，鸡血藤 15 ～ 30 克，葛根 15 ～ 30 克，丹参 15 ～ 30 克，枸杞子 15 ～ 30 克，盐菟丝子 15 ～ 30 克，楮实子 15 ～ 30 克。

用法：去中医院抓阴药中药配方颗粒制剂，标记 2。一服药两格，晚餐前服用阴药颗粒一格。

6. 肩周炎

【临床表现】肩部痹痛，活动不利，伴眩晕、少气乏力等。

【功效】阳药补益气血，活血通络；阴药滋阴生津，滋阴生血。

【阳药处方及用法】

阳药处方：桂枝 10 ～ 15 克，干姜 10 ～ 15 克，红参 10 ～ 15 克，独活 10 ～ 20 克，鸡血藤 15 ～ 30 克，海风藤 15 ～ 30 克，淫羊藿 15 ～ 30 克，盐补骨脂 15 ～ 30 克，当归 15 ～ 30 克，川芎 5 ～ 10 克，山药 20 ～ 40 克，三七 3 ～ 6 克，黄芪 10 ～ 20 克。

用法：去中医院抓阳药中药配方颗粒制剂，标记 1。一服药两格，早餐后服用阳药颗粒一格。

【阴药处方及用法】

阴药处方：生地黄 10 ～ 20 克，熟地黄 10 ～ 20 克，葛根 15 ～ 30 克，丹参 15 ～ 30 克，枸杞子 15 ～ 30 克，盐菟丝子 15 ～ 30 克，楮实子 15 ～ 30 克。

用法：去中医院抓阴药中药配方颗粒制剂，标记 2。一服药两格，晚餐前服用阴药

颗粒一格。

7. 滑膜炎

【临床表现】膝、踝等关节突发肿胀疼痛，体温稍高。

【功效】阳药温阳健脾，行血散热；阴药清热祛湿，活血消肿。

【阳药处方及用法】

阳药处方：桂枝 10～15 克，黄芪 15～30 克，党参 15～30 克，桔梗 10～15 克，陈皮 10～15 克，麻黄 5～10 克，细辛 5～10 克，荆芥 15～30 克，薄荷 15～30 克，白术 15～30 克，大腹皮 15～30 克。

用法：去中医院抓阳药中药配方颗粒制剂，标记 1。一服药两格，早餐后服用阳药颗粒一格。

【阴药处方及用法】

阴药处方：赤小豆 10～20 克，金银花 10～20 克，连翘 10～20 克，泽泻 10～20 克，赤芍 10～20 克，牛膝 9～18 克。

用法：去中医院抓阴药中药配方颗粒制剂，标记 2。一服药两格，晚餐前服用阴药颗粒一格。

8. 骨质疏松

【临床表现】腰背、胸肋部等处疼痛、乏力、酸软等。

【功效】阳药益气健脾补肾阳；阴药滋阴生血补肾阴。

【阳药处方及用法】

阳药处方：肉桂 5～10 克，桂枝 10～15 克，干姜 10～15 克，党参 15～30 克，桔梗 10～15 克，陈皮 10～15 克，鹿角霜 6～12 克，淫羊藿 15～30 克，盐补骨脂 15～30 克，当归 15～30 克，川芎 5～10 克，山药 20～40 克，三七 3～6 克，黄芪 15～30 克。

用法：去中医院抓阳药中药配方颗粒制剂，标记 1。一服药两格，早餐后服用阳药颗粒一格。

【阴药处方及用法】

阴药处方：生地黄 10～20 克，酒女贞子 10～20 克，牛膝 9～18 克，丹参 15～30 克，枸杞子 15～30 克，盐菟丝子 15～30 克，楮实子 15～30 克。

用法：去中医院抓阴药中药配方颗粒制剂，标记 2。一服药两格，晚餐前服用阴药颗粒一格。

9. 痛风性关节炎

【临床表现】足背、跖趾关节等处红肿热痛。

【功效】阳药活血散热，散热止痛；阴药清热祛湿，通络止痛。

【阳药处方及用法】

阳药处方：桂枝 10～15 克，黄芪 15～30 克，党参 15～30 克，桔梗 10～15 克，陈皮 10～15 克，麻黄 5～10 克，细辛 5～10 克，荆芥 15～30 克，薄荷 15～30 克，白术 15～30 克，威灵仙 10～20 克。

用法：去中医院抓阳药中药配方颗粒制剂，标记 1。一服药两格，早餐后服用阳药颗粒一格。

【阴药处方及用法】

阴药处方：土茯苓 15～30 克，金银花 10～20 克，知母 10～20 克，泽泻 10～20 克，玉米须 10～20 克，牛膝 9～18 克。

用法：去中医院抓阴药中药配方颗粒制剂，标记 2。一服药两格，晚餐前服用阴药颗粒一格。

10. 跌打损伤

【临床表现】肢体疼痛，肢体瘀肿。

【功效】阳药活血化瘀，行气止痛；阴药滋阴生血，安心宁神。

【阳药处方及用法】

阳药处方：桂枝 10～15 克，干姜 10～15 克，红参 10～15 克，桔梗 10～15 克，陈皮 10～15 克，麻黄 5～10 克，细辛 5～10 克，透骨草 15～30 克，当归 15～30 克，川芎 10～15 克，威灵仙 15～30 克，醋乳香 3～6 克，醋没药 3～6 克，醋延胡索 10～15 克，香附 10～15 克，鹿衔草 15～30 克，盐补骨脂 15～30 克。

用法：去中医院抓阳药中药配方颗粒制剂，标记 1。一服药两格，早餐后服用阳药颗粒一格。

【阴药处方及用法】

阴药处方：山茱萸 15～30 克，煅龙骨 15～30 克，牡蛎 15～30 克，丹参 10～20 克，生地黄 30～60 克，炒酸枣仁 15～30 克，枸杞子 15～30 克，盐菟丝子 15 克，楮实子 15～30 克，沙苑子 15～30 克。

用法：去中医院抓阴药中药配方颗粒制剂，标记 2。一服药两格，晚餐前服用阴药颗粒一格。

第十一章　常见慢性妇科疾病

1. 月经先期量多

【临床表现】经期提前，经血量多，潮热面红，咽干唇燥，五心烦热。

【功效】阳药扶阳控阴，清热调经；阴药疏肝解郁，滋阴养血。

【阳药处方及用法】

阳药处方：干姜5～10克，党参15～30克，黄芪15～30克，白术10～15克，当归15～30克，川芎5～10克，大枣15～30克，陈皮10～15克，炙甘草10～15克，薄荷6～12克。

用法：去中医院抓阳药中药配方颗粒制剂，标记1。一服药两格，早餐后服用阳药颗粒一格。

【阴药处方及用法】

阴药处方：生地黄15～30克，麦冬10～15克，栀子10～20克，牡丹皮10～20克，白芍10～20克，茯苓10～20克，柴胡6～12克，百合10～20克，黄精10～20克，五味子10～20克。

用法：去中医院抓阴药中药配方颗粒制剂，标记2。一服药两格，晚餐后服用阴药颗粒一格。

2. 月经后期月经量少

【临床表现】经期延后，经血量少，经色暗红有血块，经行腹腰冷痛，喜热畏寒。

【功效】阳药温经散寒，补养气血；阴药滋阴生津，养血调经。

【阳药处方及用法】

阳药处方：黄芪10～20克，当归10～20克，川芎6～12克，桂枝6～12克，干姜6～12克，莪术10～20克，红花3～6克，淫羊藿10～20克，红参5～10克，炙甘草10～15克，大枣8～12克，吴茱萸9～18克。

用法：去中医院抓阳药中药配方颗粒制剂，标记1。一服药两格，早餐后服用阳药颗粒一格。

【阴药处方及用法】

阴药处方：白芍10～20克，牡丹皮10～20克，牛膝10～20克，杜仲10～20克，枸杞子10～20克，盐菟丝子10～20克，沙苑子10～20克，柴胡6～12克，升麻6～12克，桃仁10～20克。

用法：去中医院抓阴药中药配方颗粒制剂，标记 2。一服药两格，晚餐后服用阴药颗粒一格。

3. 月经先后无定期

【临床表现】月经提前错后不定，胸肋乳房胀满，胃部不舒服，经常叹息。

【功效】阳药温阳健脾，通经活络；阴药疏肝解郁，滋阴生津。

【阳药处方及用法】

阳药处方：桂枝 12 ～ 15 克，肉桂 10 ～ 15 克，麻黄 5 ～ 10 克，细辛 5 ～ 10 克，干姜 12 ～ 15 克，防风 10 ～ 15 克，白芷 10 ～ 15 克，白术 10 ～ 15 克，吴茱萸 5 ～ 10 克，党参 15 ～ 30 克，炙甘草 12 克，薄荷 6 ～ 12 克。

用法：去中医院抓阳药中药配方颗粒制剂，标记 1。一服药两格，早餐后服用阳药颗粒一格。

【阴药处方及用法】

阴药处方：合欢皮 15 ～ 30 克，生地黄 15 ～ 30 克，麦冬 10 ～ 15 克，玄参 10 ～ 15 克，白芍 10 ～ 15 克，柴胡 10 ～ 15 克，升麻 10 ～ 15 克，茯苓 10 ～ 15 克，通草 10 ～ 15 克，泽泻 10 ～ 15 克，牛膝 10 ～ 15 克，杜仲 10 ～ 15 克。

用法：去中医院抓阴药中药配方颗粒制剂，标记 2。一服药两格，晚餐后服用阴药颗粒一格。

4. 经期延长

【临床表现】经期延长，经色紫暗有血块，伴身重无力，经行小腹疼痛不适。

【功效】阳药扶阳控阴，活血化瘀；阴药滋阴生血，止血调经。

【阳药处方及用法】

阳药处方：醋香附 10 ～ 15 克，蒲黄 10 ～ 15 克，醋五灵脂 10 ～ 15 克，三七 3 ～ 6 克，桂枝 10 ～ 15 克。

用法：去中医院抓阳药中药配方颗粒制剂，标记 1。一服药两格，早餐后服用阳药颗粒一格。

【阴药处方及用法】

阴药处方：生地黄 10 ～ 20 克，益母草 15 ～ 30 克，泽兰 10 ～ 15 克，丹参 10 ～ 20 克，赤芍 10 ～ 15 克，牡丹皮 10 ～ 15 克，栀子 10 ～ 15 克，茜草 10 ～ 15 克，海螵蛸 10 ～ 20 克，血余炭 10 ～ 20 克。

用法：去中医院抓阴药中药配方颗粒制剂，标记 2。一服药两格，晚餐后服用阴药颗粒一格。

5. 痛经

【临床表现】经前或经后小腹冷痛，喜按，得热痛减，按之痛甚，或畏冷身痛。

【功效】阳药温经散寒，化瘀止痛；阴药滋阴生津，滋阴生血。

【阳药处方及用法】

阳药处方：三七3～6克，肉桂5～10克，桂枝10～15克，干姜10～15克，红参5～10克，陈皮10～15克，麻黄3～6克，细辛3～6克，小茴香6～10克，当归10～15克，川芎5～10克，淫羊藿10～15克，延胡索10～15克，白芷10～15克。

用法：去中医院抓阳药中药配方颗粒制剂，标记1。一服药两格，早餐后服用阳药颗粒一格。

【阴药处方及用法】

阴药处方：生地黄20～30克，麦冬10～20克，玄参10～20克，葛根20～30克，丹参10～20克，枸杞子15～30克，盐菟丝子15～30克，赤芍15～30克。

用法：去中医院抓阴药中药配方颗粒制剂，标记2。一服药两格，晚餐后服用阴药颗粒一格。

6. 闭经

【临床表现】月经停闭不行，下腹部胀痛拒按，腰骶部疼痛，精神抑郁，心烦易怒。

【功效】阳药活血理气，化瘀通经；阴药滋阴生津，滋阴潜阳。

【阳药处方及用法】

阳药处方：红花5～10克，当归10～20克，川芎5～10克，乌药10～20克，肉桂5～10克，桂枝15～30克，炒白术10～20克，荆芥10～20克，麻黄5～10克，细辛5～10克。

用法：去中医院抓阳药中药配方颗粒制剂，标记1。一服药两格，早餐后服用阳药颗粒一格。

【阴药处方及用法】

阴药处方：白芍10～20克，牛膝10～20克，柴胡10～20克，升麻10～20克，刘寄奴10～20克，鸡血藤15～30克，穿破石15～30克，桃仁10～15克，水牛角15～30克。

用法：去中医院抓阴药中药配方颗粒制剂，标记2。一服药两格，晚餐后服用阴药颗粒一格。

7. 崩漏急症

【临床表现】月经非时而下，崩中继而淋漓，血色淡而质薄，气短神疲。

【功效】阳药补气健脾，摄血固冲；阴药滋阴生津，滋阴潜阳。

【阳药处方及用法】

阳药处方：黄芪30～60克，当归20～40克，牡蛎15～30克，山茱萸60～120克，姜炭10～20克，三仙炭30～60克，红参15～30克，白芍10～20克，生姜10～20克，阿胶5～10克，炒白术10～20克，淫羊藿15～30克，龙骨15～30克，血余炭10～20克，制附子15～30克，炙甘草15～30克，盐补骨脂15～30克。

用法：去中医院抓阳药中药配方颗粒制剂，标记1。一服药两格，如果病情紧急，先及时服用阳药，过一两个小时再服用阴药，如此交替。

【阴药处方及用法】

阴药处方：龙骨20～30克，牡蛎20～30克，白芍10～20克，棕榈炭10～20克，五倍子6～12克，茜草10～20克，升麻6～12克，柴胡6～12克，生地黄15～30克，枸杞子15～30克，盐菟丝子15～30克，五味子10～20克。

用法：去中医院抓阴药中药配方颗粒制剂，标记2。一服药两格，如果病情紧急，先及时服用阳药，过一两个小时再服用阴药，如此交替。

8. 崩漏急症康复

【临床表现】崩中抢救过后的恢复。

【功效】阳药补气健脾，摄血固冲；阴药滋阴生津，滋阴潜阳。

【阳药处方及用法】

阳药处方：黄芪15～30克，当归10～20克，姜炭10～20克，三仙炭10～20克，红参15～30克，炙甘草10～20克，生姜10～20克，大枣12～24克，阿胶5～10克，炒白术10～20克，淫羊藿15～30克，制附子15～30克，炙甘草15～30克，盐补骨脂15～30克。

用法：去中医院抓阳药中药配方颗粒制剂，标记1。一服药两格，早餐后服用阳药颗粒一格。

【阴药处方及用法】

阴药处方：龙骨20～30克，牡蛎20～30克，白芍10～20克，五倍子6～12克，茜草10～20克，升麻6～12克，柴胡6～12克，枸杞子15～30克，盐菟丝子15～30克，五味子10～20克。

用法：去中医院抓阴药中药配方颗粒制剂，标记2。一服药两格，晚餐后服用阴药颗粒一格。

9. 更年期综合征

【临床表现】月经不调，头晕目眩耳鸣，阵发性烘热、汗出、五心烦热、腰膝酸软。

【功效】阳药温阳健脾，活血调经；阴药滋养肝肾，佐以潜阳。

【阳药处方及用法】

阳药处方：肉桂 5～10 克，桂枝 15～30 克，麻黄 5～10 克，细辛 5～10 克，炒白术 10～20 克，当归 20～30 克，川芎 10～20 克，陈皮 10～20 克，远志 6～12 克，山药 10～20 克，炙甘草 10～20 克。

用法：去中医院抓阳药中药配方颗粒制剂，标记 1。一服药两格，早餐后服用阳药颗粒一格。

【阴药处方及用法】

阴药处方：生地黄 10～20 克，麦冬 10～20 克，玄参 10～20 克，白芍 10～20 克，牡蛎 15～30 克，龙骨 15～30 克，山茱萸 10～20 克，泽泻 10～20 克，牡丹皮 10～20 克，醋龟甲 15～30 克，茯苓 10～20 克，百合 10～20 克，桃仁 10～20 克。

用法：去中医院抓阴药中药配方颗粒制剂，标记 2。一服药两格，晚餐后服用阴药颗粒一格。

10. 行经腹泻

【临床表现】行经前后，大便腹泻，精神乏力，四肢无力，腰膝酸软。

【功效】阳药温阳健脾，祛湿化痰；阴药滋阴生津，敛血养肝。

【阳药处方及用法】

阳药处方：党参 15～30 克，黄芪 15～30 克，肉桂 5～10 克，桂枝 10～15 克，炒白术 10～20 克，当归 20～30 克，川芎 10～20 克，陈皮 10～20 克，山药 20～30 克，砂仁 10～20 克，姜半夏 10～20 克，盐补骨脂 10～20 克。

用法：去中医院抓阳药中药配方颗粒制剂，标记 1。一服药两格，早餐后服用阳药颗粒一格。

【阴药处方及用法】

阴药处方：生地黄 10～20 克，麦冬 10～20 克，玄参 10～20 克，白芍 10～20 克，山茱萸 10～20 克，五味子 10～20 克，牡丹皮 10～20 克，锁阳 5～10 克。

用法：去中医院抓阴药中药配方颗粒制剂，标记 2。一服药两格，晚餐后服用阴药颗粒一格。

11. 寒凉性带下病

【临床表现】带下量多，色白或淡黄，质稀，神疲乏力。

【功效】阳药健脾益气，升阳除湿；阴药燥湿敛血，滋阴生血。

【阳药处方及用法】

阳药处方：制附子 6～12 克，炙甘草 6～12 克，红参 10～15 克，黄芪 15～30 克，肉桂 5～10 克，桂枝 6～12 克，炒白术 10～20 克，当归 10～20 克，川芎

10 ～ 20 克，陈皮 10 ～ 20 克，砂仁 6 ～ 12 克，姜半夏 10 ～ 15 克，山药 10 ～ 20 克。

用法：去中医院抓阳药中药配方颗粒制剂，标记 1。一服药两格，早餐后服用阳药颗粒一格。

【阴药处方及用法】

阴药处方：熟地黄 15 ～ 30 克，白芍 10 ～ 20 克，柴胡 10 ～ 20 克，盐车前子 10 ～ 20 克，葛根 15 ～ 30 克，升麻 10 ～ 20 克，薏苡仁 15 ～ 30 克，茯苓 15 ～ 30 克。

用法：去中医院抓阴药中药配方颗粒制剂，标记 2。一服药两格，晚餐后服用阴药颗粒一格。

12. 湿热型带下病

【临床表现】带下量多，色黄或呈脓性，质黏稠，有臭味。

【功效】阳药健中温阳散热；阴药清热利湿止带。

【阳药处方及用法】

阳药处方：党参 15 ～ 30 克，黄芪 15 ～ 30 克，桂枝 6 ～ 12 克，炒白术 10 ～ 20 克，当归 10 ～ 20 克，麻黄 3 ～ 6 克，陈皮 10 ～ 20 克，荆芥 10 ～ 20 克，紫苏叶 10 ～ 15 克，砂仁 6 ～ 12 克，薄荷 10 ～ 15 克。

用法：去中医院抓阳药中药配方颗粒制剂，标记 1。一服药两格，早餐后服用阳药颗粒一格。

【阴药处方及用法】

阴药处方：生地黄 10 ～ 20 克，猪苓 10 ～ 20 克，茯苓 10 ～ 20 克，白芍 10 ～ 20 克，柴胡 10 ～ 20 克，盐车前子 10 ～ 20 克，泽泻 10 ～ 20 克，升麻 10 ～ 20 克，薏苡仁 20 ～ 30 克，黄柏 6 ～ 12 克，栀子 6 ～ 12 克，牛膝 10 ～ 20 克。

用法：去中医院抓阴药中药配方颗粒制剂，标记 2。一服药两格，晚餐后服用阴药颗粒一格。

13. 子宫脱垂

【临床表现】子宫下移或脱出阴道外，劳则加剧，小腹下坠，神疲乏力，少气懒言。

【功效】阳药补气升阳，补气升提；阴药滋阴生血，滋阴潜阳。

【阳药处方及用法】

阳药处方：制附子 10 ～ 15 克，炙甘草 10 ～ 15 克，红参 10 ～ 15 克，黄芪 30 ～ 60 克，肉桂 10 ～ 20 克，桂枝 10 ～ 15 克，麻黄 5 ～ 10 克，细辛 5 ～ 10 克，炒白术 10 ～ 20 克，当归 20 ～ 30 克，川芎 10 ～ 15 克，陈皮 10 ～ 15 克，山药 20 ～ 30 克，砂仁 6 ～ 12 克，姜半夏 10 ～ 15 克，盐补骨脂 10 ～ 20 克。

用法：去中医院抓阳药中药配方颗粒制剂，标记 1。一服药两格，早餐后服用阳药颗粒一格。

【阴药处方及用法】

阴药处方：生地黄 15～30 克，山茱萸 10～20 克，五味子 10～20 克，白芍 10～20 克，柴胡 10～20 克，升麻 10～20 克，杜仲 10～20 克，续断 10～20 克，牛膝 10～20 克，盐菟丝子 10～20 克，枸杞子 10～20 克，盐车前子 10～20 克，牡蛎 15～30 克。

用法：去中医院抓阴药中药配方颗粒制剂，标记 2。一服药两格，晚饭前服用阴药颗粒一格。

14. 慢性盆腔炎

【临床表现】下腹一侧或双侧胀痛、刺痛或坠胀，劳累后或经期延长，带下增多，腰骶酸痛，婚后不孕。

【功效】阳药活血化瘀，理气止痛；阴药燥湿排毒，疏通经络。

【阳药处方及用法】

阳药处方：党参 15～30 克，黄芪 30～60 克，肉桂 10～20 克，桂枝 15～30 克，炒白术 10～20 克，当归 10～20 克，川芎 6～12 克，陈皮 10～15 克，砂仁 5～10 克，红花 3～6 克，香附 10～20 克，醋延胡索 8～16 克，没药 3～6 克，蒲黄 15～30 克，小茴香 6～12 克，白芷 8～16 克。

用法：去中医院抓阳药中药配方颗粒制剂，标记 1。一服药两格，早餐后服用阳药颗粒一格。

【阴药处方及用法】

阴药处方：郁金 10～20 克，白芍 10～20 克，柴胡 10～20 克，升麻 10～20 克，杜仲 15～30 克，续断 10～20 克，牛膝 10～20 克，盐车前子 10～20 克，薏苡仁 15～30 克，丹参 10～20 克，鸡冠花 15～30 克，桃仁 10～20 克。

用法：去中医院抓阴药中药配方颗粒制剂，标记 2。一服药两格，晚餐后服用阴药颗粒一格。

15. 慢性盆腔炎

【临床表现】清盆后气血虚弱患者的调理。

【功效】阳药温阳健脾，健脾补气；阴药滋阴生津，滋阴生血。

【阳药处方及用法】

阳药处方：红参 10～15 克，黄芪 15～30 克，肉桂 6～12 克，桂枝 6～12 克，麻黄 3～6 克，细辛 3～6 克，炒白术 10～20 克，当归 10～20 克，川芎 6～12 克，陈皮 6～12 克，山药 10～20 克，砂仁 6～12 克，盐补骨脂 15～30 克。

用法：去中医院抓阳药中药配方颗粒制剂，标记 1。一服药两格，早餐后服用阳药颗粒一格。

【阴药处方及用法】

阴药处方：生地黄 10～20 克，五味子 10～20 克，玄参 10～20 克，白芍 10～15 克，柴胡 10～15 克，升麻 10～15 克，杜仲 10～15 克，牛膝 10～15 克，盐菟丝子 15～30 克，枸杞子 15～30 克，丹参 10～20 克。

用法：去中医院抓阴药中药配方颗粒制剂，标记 2。一服药两格，晚餐后服用阴药颗粒一格。

16. 乳腺炎、乳岫

【临床表现】乳房疼痛、肿块，排乳不畅，恶寒发热，口渴多饮，乳房出血、流脓。

【功效】阳药活血化瘀，理气止痛；阴药清热解毒，通乳散结。

【阳药处方及用法】

阳药处方：红参 10～15 克，黄芪 15～30 克，肉桂 6～12 克，桂枝 6～12 克，麻黄 3～6 克，细辛 3～6 克，炒白术 15～30 克，当归 10～20 克，川芎 6～12 克，陈皮 10～15 克，砂仁 6～12 克，香附 10～15 克。

用法：去中医院抓阳药中药配方颗粒制剂，标记 1。一服药两格，早餐后服用阳药颗粒一格。

【阴药处方及用法】

阴药处方：柴胡 10～15 克，黄芩 10～15 克，蒲公英 15～30 克，瓜蒌 15～30 克，连翘 10～20 克，王不留行 10～15 克，昆布 10～15 克，紫草根 10～15 克，金银花 15～30 克，川贝母 3～6 克，郁金 10～15 克，重楼 6～12 克，橘核 10～20 克，料姜石 20～30 克。

用法：去中医院抓阴药中药配方颗粒制剂，标记 2。一服药两格，晚餐后服用阴药颗粒一格。

17. 经行乳房胀痛

【临床表现】经前乳房胀痛发痒，或乳头痒痛，甚至痛不能触衣，胸闷肋胀。

【功效】阳药扶阳健脾，温经通乳；阴药疏肝解郁，理气止痛。

【阳药处方及用法】

阳药处方：红参 10～15 克，黄芪 15～30 克，肉桂 15～30 克，桂枝 10～15 克，红花 5～10 克，炒白术 15～30 克，当归 20～30 克，川芎 5～10 克，陈皮 10～15 克，香附 10～15 克，淫羊藿 15～30 克。

用法：去中医院抓阳药中药配方颗粒制剂，标记 1。一服药两格，早餐后服用阳药颗粒一格。

【阴药处方及用法】

阴药处方：白芍 10～15 克，柴胡 10～15 克，升麻 10～15 克，郁金 10～15 克，

杜仲 15～30 克，牛膝 10～15 克，盐车前子 10～15 克，木通 10～15 克，炒麦芽 30～60 克。

用法：去中医院抓阴药中药配方颗粒制剂，标记 2。一服药两格，晚餐后服用阴药颗粒一格。

18. 经行头痛

【临床表现】经前、经期头痛剧烈。

【功效】阳药扶阳健脾，温阳活血；阴药疏肝解郁，引火归元。

【阳药处方及用法】

阳药处方：党参 10～15 克，黄芪 15～30 克，醋延胡索 6～12 克，桂枝 10～15 克，白芷 6～12 克，防风 6～12 克，炒白术 10～20 克，当归 20～30 克，川芎 5～10 克，陈皮 10～15 克，三七 6～12 克，炙甘草 10～15 克，羌活 10～20 克，盐巴戟天 10～20 克。

用法：去中医院抓阳药中药配方颗粒制剂，标记 1。一服药两格，早餐后服用阳药颗粒一格。

【阴药处方及用法】

阴药处方：生地黄 10～20 克，麦冬 10～20 克，天冬 10～20 克，茯苓 15～30 克，白芍 10～20 克，沉香 3～6，牛膝 10～20 克，盐五味子 10～20 克，山茱萸 10～20 克。

用法：去中医院抓阴药中药配方颗粒制剂，标记 2。一服药两格，晚餐后服用阴药颗粒一格。

19. 经行口糜

【临床表现】经前、经期口舌糜烂，口燥咽干，五心烦热，尿少色黄。

【功效】阳药扶阳补气，活血化瘀；阴药清热降火，滋阴生津。

【阳药处方及用法】

阳药处方：党参 15～30 克，黄芪 15～30 克，肉桂 6～12 克，桂枝 10～15 克，炒白术 10～20 克，当归 10～20 克，川芎 6～12 克，陈皮 10～15 克，炙甘草 6～9 克，荆芥 10～20 克。

用法：去中医院抓阳药中药配方颗粒制剂，标记 1。一服药两格，早餐后服用阳药颗粒一格。

【阴药处方及用法】

阴药处方：麦冬 10～15 克，天冬 10～15 克，生地黄 10～15 克，盐黄柏 6～12 克，知母 10～15 克，丹参 10～20 克，牛膝 10～15 克，龟甲 15～30 克，杜仲 10～20 克，牡蛎 15～30 克，菊花 10～15 克，五味子 10～15 克。

用法：去中医院抓阴药中药配方颗粒制剂，标记2。一服药两格，晚餐后服用阴药颗粒一格。

20. 性冷淡

【临床表现】性欲冷淡，腰膝酸软，畏寒肢冷，头晕耳鸣。

【功效】阳药扶阳补气，提气升阳；阴药滋阴生津，滋阴生血。

【阳药处方及用法】

阳药处方：制附子6～12克，炙甘草6～12克，红参10～15克，黄芪15～30克，肉桂5～10克，桂枝6～12克，麻黄3～6克，细辛3～6克，炒白术10～20克，当归10～20克，川芎6～12克，陈皮10～15克，山药20～30克，砂仁6～12克，三七3～6克，大枣10～15克，淫羊藿10～15克，鹿角胶3～6克，盐补骨脂10～15克。

用法：去中医院抓阳药中药配方颗粒制剂，标记1。一服药两格，早餐后服用阳药颗粒一格。

【阴药处方及用法】

阴药处方：麦冬10～20克，天冬10～20克，生地黄10～20克，丹参10～20克，牛膝10～20克，醋龟甲15～30克，杜仲10～20克，牡蛎15～30克，枸杞子15～30克，盐菟丝子15～30克，五味子10～15克。

用法：去中医院抓阴药中药配方颗粒制剂，标记2。一服药两格，晚餐后服用阴药颗粒一格。

21. 子宫肌瘤、卵巢囊肿

【临床表现】小腹有块，积块坚硬，固定不移，经色紫暗有血块。

【功效】阳药扶阳补气，活血化瘀；阴药疏肝解郁，破瘀消癥。

【阳药处方及用法】

阳药处方：制附子10～15克，炙甘草10～15克，肉桂6～12克，桂枝6～12克，乌药10～15克，吴茱萸10～15克，白术10～20克，桔梗6～12克，姜半夏9～18克，黄芪15～30克，红参10～15克，三七3～6克，蜈蚣3～6条，全蝎3～6条，土鳖虫6～12克，当归尾10～15克，香附10～15克。

用法：去中医院抓阳药中药配方颗粒制剂，标记1。一服药两格，早餐后服用阳药颗粒一格。

【阴药处方及用法】

阴药处方：益母草15～30克，牛膝10～15克，浙贝母10～15克，防己10～15克，茯苓10～15克，泽泻9～18克，柴胡9～18克，郁金10～15克，龙胆草9～18克，牡蛎15～30克，王不留行10～15克，猫爪草6～12克，赤芍10～15克，牡丹皮 10～15 克，水牛角 15～30 克，桃仁 10～15 克，水蛭 3～6 克。

用法：去中医院抓阴药中药配方颗粒制剂，标记 2。一服药两格，晚餐后服用阴药颗粒一格。

22. 乳腺纤维瘤、乳腺小叶增生、乳腺囊性增生症

【临床表现】乳房可触摸肿物，乳房胀痛、月经前加重，伴胸胁胀满。

【功效】阳药温阳健脾，活血化瘀；阴药疏肝散结，活血消癥。

【阳药处方及用法】

阳药处方：肉桂 6～12 克，桂枝 6～12 克，细辛 6～12 克，制附子 6～12 克，炙甘草～12 克，炒白术 10～20 克，姜半夏 9～18 克，黄芪 15～30 克，红参 10～15 克，三七 3～6 克，蜈蚣 3～6 克，土元 3～6 克，红花 3～6 克，当归尾 10～15 克，香附 10～15 克，白芥子 10～15 克，威灵仙 10～15 克。

用法：去中医院抓阳药中药配方颗粒制剂，标记 1。一服药两格，早餐后服用阳药颗粒一格。

【阴药处方及用法】

阴药处方：浙贝母 10～15 克，茯苓 10～15 克，泽泻 9～18 克，柴胡 9～18 克，郁金 10～15 克，龙胆草 9～18 克，牡蛎 15～30 克，麦冬 9～18 克，瓜蒌 10～15 克，王不留行 10～15 克，猫爪草 6～12 克，赤芍 10～12 克，牡丹皮 10～15 克，海藻 15～30 克，夏枯草 10～15 克，水蛭 3～6 克，路路通 10～15 克，水牛角 15～30 克，桃仁 10～15 克。

用法：去中医院抓阴药中药配方颗粒制剂，标记 2。一服药两格，晚餐后服用阴药颗粒一格。

23. 经间期出血

【临床表现】经间期出血量少，头晕腰酸，夜寐不宁，五心烦热。

【功效】阳药温阳补气，止血调经；阴药滋阴生津，疏肝解热。

【阳药处方及用法】

阳药处方：肉桂 6～12 克，桂枝 10～15 克，麻黄 3～6 克，炙甘草 6～12 克，炒白术 10～20 克，姜半夏 9～18 克，黄芪 15～30 克，党参 15～30 克，淫羊藿 6～12 克，补骨脂 6～12 克，阿胶 3～6 克。

用法：去中医院抓阳药中药配方颗粒制剂，标记 1。一服药两格，早餐后服用阳药颗粒一格。

【阴药处方及用法】

阴药处方：益母草 15～30 克，牛膝 10～15 克，生地黄 15～30 克，麦冬 10～15 克，玄参 10～15 克，女贞子 10～15 克，牡蛎 20～30 克，郁金 10～15 克，墨

旱莲 10 ～ 15 克，柴胡 6 ～ 12 克。

用法：去中医院抓阴药中药配方颗粒制剂，标记 2。一服药两格，晚餐后服用阴药颗粒一格。

24. 子宫内膜异位症

【临床表现】经行下腹胀痛逐渐加剧，经色紫暗有血块。

【功效】阳药行气破瘀；阴药消癥排经。

【阳药处方及用法】

阳药处方：肉桂 6 ～ 12 克，桂枝 6 ～ 12 克，吴茱萸 10 ～ 15 克，炒白术 10 ～ 20 克，黄芪 15 ～ 30 克，党参 15 ～ 30 克，三七 3 ～ 6 克，蜈蚣 3 ～ 6 克，全蝎 3 ～ 6 克，桃仁 10 ～ 15 克，红花 5 ～ 10 克，当归尾 10 ～ 15 克，香附 10 ～ 15 克，丁香 5 ～ 10 克，泽兰 10 ～ 15 克，血竭 2 ～ 4 克，没药 6 ～ 12 克，醋延胡索 10 ～ 15 克。

用法：去中医院抓阳药中药配方颗粒制剂，标记 1。一服药两格，早餐后服用阳药颗粒一格。

【阴药处方及用法】

阴药处方：益母草 15 ～ 30 克，牛膝 10 ～ 15 克，浙贝母 10 ～ 15 克，太子参 10 ～ 15 克，茯苓 10 ～ 15 克，泽泻 9 ～ 18 克，柴胡 9 ～ 18 克，郁金 10 ～ 15 克，龙胆草 9 ～ 18 克，牡蛎 15 ～ 30 克，麦冬 9 ～ 18 克，赤芍 10 ～ 15 克，牡丹皮 10 ～ 15 克，水蛭 3 ～ 6 克，地龙 5 ～ 10 克，水牛角 10 ～ 15 克。

用法：去中医院抓阴药中药配方颗粒制剂，标记 2。一服药两格，晚餐后服用阴药颗粒一格。

25. 宫颈炎

【临床表现】白带量多，色黄或白，腰骶部或下腹部坠痛，经行腹胀，同房后出血。

【功效】阳药温阳健脾，活血化瘀；阴药清热解毒，祛湿止带。

【阳药处方及用法】

阳药处方：肉桂 6 ～ 12 克，桂枝 10 ～ 15 克，麻黄 3 ～ 6 克，炒白术 12 ～ 24 克，桔梗 9 ～ 18 克，黄芪 15 ～ 30 克，党参 15 ～ 30 克，三七 3 ～ 6 克，当归 10 ～ 15 克，荆芥 10 ～ 15 克，泽兰 10 ～ 15 克。

用法：去中医院抓阳药中药配方颗粒制剂，标记 1。一服药两格，早餐后服用阳药颗粒一格。

【阴药处方及用法】

阴药处方：益母草 15 ～ 30 克，土茯苓 15 ～ 30 克，浙贝母 10 ～ 15 克，茯苓 10 ～ 15 克，泽泻 9 ～ 18 克，柴胡 9 ～ 18 克，郁金 10 ～ 15 克，龙胆草 9 ～ 18 克，牡蛎 15 ～ 30 克，黄柏 12 ～ 24 克，薏苡仁 15 ～ 30 克，牡丹皮 10 ～ 15 克，忍冬藤

15 ～ 30 克，盐车前子 10 ～ 20 克。

用法：去中医院抓阴药中药配方颗粒制剂，标记 2。一服药两格，晚餐后服用阴药颗粒一格。

26. 闭经闭乳综合征

【临床表现】月经由稀发量少，渐至停经闭乳，难以怀孕，见形体肥胖，胸肋满闷，呕恶痰多，带下量多而清稀。

【功效】阳药健脾除湿，化痰通经；阴药滋阴生津，滋阴生血。

【阳药处方及用法】

阳药处方：桂枝 6 ～ 12 克，细辛 10 ～ 15 克，吴茱萸 10 ～ 15 克，炒白术 12 ～ 24 克，桔梗 9 ～ 18 克，黄芪 15 ～ 30 克，党参 15 ～ 30 克或者红参 10 ～ 15 克，三七 3 ～ 6 克，水牛角 10 ～ 15 克，蜈蚣 3 ～ 6 克，全蝎 3 ～ 6 克，桃仁 10 ～ 15 克，红花 5 ～ 10 克，砂仁 6 ～ 12 克，当归尾 10 ～ 15 克，香附 10 ～ 15 克，丁香 5 ～ 10 克，泽兰 10 ～ 15 克，血竭 2 ～ 4 克，没药 6 ～ 12 克，乳香 6 ～ 12 克，醋延胡索 10 ～ 15 克。

用法：去中医院抓阳药中药配方颗粒制剂，标记 1。一服药两格，早餐后服用阳药颗粒一格。

【阴药处方及用法】

阴药处方：益母草 15 ～ 30 克，牛膝 10 ～ 15 克，浙贝母 10 ～ 15 克，太子参 10 ～ 15 克，茯苓 10 ～ 15 克，泽泻 9 ～ 18 克，柴胡 9 ～ 18 克，郁金 10 ～ 15 克，牡蛎 15 ～ 30 克，王不留行 10 ～ 15 克，赤芍 10 ～ 15 克，牡丹皮 10 ～ 15 克，黄柏 6 ～ 12 克，醋龟甲 10 ～ 20 克，盐车前子 10 ～ 15 克，丹参 10 ～ 20 克，木通 10 ～ 20 克。

用法：去中医院抓阴药中药配方颗粒制剂，标记 2。一服药两格，晚餐后服用阴药颗粒一格。

27. 产后恶露不尽

【临床表现】产后恶露过期不止，色淡红，质清稀，恶露虽有血腥味，但无臭味，四肢乏力，气短懒言。

【功效】阳药温阳健脾，活血化瘀；阴药滋阴生津，敛血生血。

【阳药处方及用法】

阳药处方：附子 10 ～ 15 克，炙甘草 10 ～ 15 克，桂枝 10 ～ 15 克，细辛 3 ～ 6 克，当归 15 ～ 30 克，川芎 5 ～ 10 克，白术 12 ～ 24 克，麻黄 3 ～ 6 克，黄芪 15 ～ 30 克，砂仁 6 ～ 12 克，红参 10 ～ 15，三七 3 ～ 6 克，丁香 5 ～ 10 克，泽兰 10 ～ 15 克，阿胶 10 ～ 30 克，干姜 10 ～ 15 克，蒲黄 10 ～ 30 克。

用法：去中医院抓阳药中药配方颗粒制剂，标记 1。一服药两格，早餐后服用阳药颗粒一格。

【阴药处方及用法】

阴药处方：益母草 15 ～ 30 克，生地黄 15 ～ 30 克，麦冬 10 ～ 15 克，山茱萸 15 ～ 30 克，柴胡 9 ～ 18 克，郁金 10 ～ 15 克，升麻 10 ～ 15 克，赤芍 10 ～ 15 克，紫草 10 ～ 15 克。

用法：去中医院抓阴药中药配方颗粒制剂，标记 2。一服药两格，晚餐后服用阴药颗粒一格。

28. 放环术后及人流术后

【临床表现】用于人流手术后出血时间长，下腹疼痛，出血并伴有血块，放环术后痛经，经血量多，经行时间延长，夹有血块。

【功效】阳药温阳健脾，活血化瘀；阴药滋阴生津，养肝生血。

【阳药处方及用法】

阳药处方：制附子 10 ～ 15 克，炙甘草 10 ～ 15 克，桂枝 10 ～ 15 克，细辛 10 ～ 15 克，当归 15 ～ 30 克，川芎 5 ～ 10 克，白术 12 ～ 24 克，桔梗 9 ～ 18 克，黄芪 15 ～ 30 克，砂仁 10 ～ 15 克，红参 10 ～ 15 克，三七 3 ～ 6 克，丁香 5 ～ 10 克，泽兰 10 ～ 15 克。

用法：去中医院抓阳药中药配方颗粒制剂，标记 1。一服药两格，早餐后服用阳药颗粒一格。

【阴药处方及用法】

阴药处方：益母草 15 ～ 30 克，生地黄 15 ～ 30 克，麦冬 15 ～ 30 克，玄参 15 ～ 30 克，柴胡 9 ～ 18 克，郁金 10 ～ 15 克，升麻 9 ～ 18 克，赤芍 10 ～ 15 克，紫草 10 ～ 15 克，茜草 10 ～ 15 克。

用法：去中医院抓阴药中药配方颗粒制剂，标记 2。一服药两格，晚餐后服用阴药颗粒一格。

29. 气逆动胎气

【临床表现】怀孕后气血不顺，胎动，呕吐，厌食。

【功效】阳药温阳健脾，补肾安胎；阴药滋阴生津，温肝降逆。

【阳药处方及用法】

阳药处方：红参 5 ～ 10 克，姜半夏 10 ～ 15 克，旋覆花 10 ～ 15 克，吴茱萸 10 ～ 15 克，干姜 10 ～ 15 克，大枣 10 ～ 20 克，淫羊藿 10 ～ 20 克，盐补骨脂 15 ～ 30 克，山药 15 ～ 30 克，橘红 6 ～ 12 克，炙甘草 10 ～ 15 克，黄芪 15 ～ 30 克。

用法：去中医院抓阳药中药配方颗粒制剂，标记 1。一服药两格，早餐后服用阳药颗粒一格。

【阴药处方及用法】

阴药处方：赭石粉 10 ～ 15 克，生龙骨 10 ～ 15 克，牡蛎 10 ～ 15 克，茯苓 10 ～ 15 克，柴胡 10 ～ 15 克，山茱萸 15 ～ 30 克，五味子 10 ～ 15 克，桑寄生 15 ～ 30 克，枸杞子 10 ～ 20 克，盐菟丝子 10 ～ 20 克，核桃仁 15 ～ 30 克。

用法：去中医院抓阴药中药配方颗粒制剂，标记 2。一服药两格，晚餐后服用阴药颗粒一格。

30. 先兆流产

【临床表现】怀孕后气血不顺，胎动，呕吐，厌食。

【功效】阳药健脾补肾，大补气血；阴药滋阴清热，养心固胎。

【阳药处方及用法】

阳药处方：黄芪 30 ～ 60 克，当归 15 ～ 30 克，红参 10 ～ 15 克，淫羊藿 15 ～ 30 克，盐补骨脂 15 ～ 30 克，炒白术 15 ～ 30 克，三七 3 ～ 6 克。

用法：去中医院抓阳药中药配方颗粒制剂，标记 1。一服药两格，早餐后服用阳药颗粒一格。

【阴药处方及用法】

阴药处方：黄芩炭 10 ～ 15 克，续断炭 10 ～ 15 克，杜仲炭 10 ～ 15 克，艾叶炭 10 ～ 15 克，煅龙骨 10 ～ 15 克，煅牡蛎 10 ～ 15 克，桑寄生 15 ～ 30 克，白芍 15 ～ 30 克，苎麻根 15 ～ 30 克，柴胡 10 ～ 15 克，五味子 10 ～ 15 克，山茱萸 10 ～ 30 克，胡桃 20 ～ 40 克。

用法：去中医院抓阴药中药配方颗粒制剂，标记 2。一服药两格，晚餐后服用阴药颗粒一格。

31. 习惯性流产

【临床表现】多次怀孕流产，怀孕频率高、间隔时间短，子宫有淤积。

【功效】阳药健脾补肾，大补气血；阴药滋阴清热，养心固胎。

【阳药处方及用法】

阳药处方：生黄芪 15 ～ 30 克，红参 5 ～ 10 克，阿胶 10 ～ 15 克，核桃仁 15 ～ 30 克，当归 10 ～ 20 克，川芎 5 ～ 10 克，制附子 10 ～ 15 克，炙甘草 10 ～ 15 克，油桂 6 ～ 12 克，炒小茴香 5 ～ 12 克，干姜 10 ～ 15 克，细辛 6 ～ 12 克，醋炒艾叶 10 ～ 15 克，盐补骨脂 10 ～ 15 克，肉苁蓉 10 ～ 15 克。

用法：去中医院抓阳药中药配方颗粒制剂，标记 1。一服药两格，早餐后服用阳药颗粒一格。

【阴药处方及用法】

阴药处方：赤芍 15 ～ 20 克，泽兰 10 ～ 15 克，熟地黄 15 ～ 30 克，苎麻根 15 ～

30 克，牛膝 10 ~ 15 克，桑寄生 15 ~ 30 克，煅龙骨 15 ~ 30 克，煅牡蛎 15 ~ 30 克，续断炭 15 ~ 30 克，杜仲炭 15 ~ 30 克，黄芩炭 10 ~ 15 克，菟丝子 15 ~ 30 克。

用法：去中医院抓阴药中药配方颗粒制剂，标记 2。一服药两格，晚餐后服用阴药颗粒一格。

32. 产后中气下陷

【临床表现】产后体虚，下腹鼓，自汗，气血虚。

【功效】阳药温阳健脾，补中益气；阴药滋阴生津，滋养肝肾。

【阳药处方及用法】

阳药处方：生黄芪 30 ~ 60 克，红参 10 ~ 15 克，桔梗 6 ~ 9 克，淫羊藿 15 ~ 30 克，盐补骨脂 15 ~ 30 克，炙甘草 10 ~ 15 克。

用法：去中医院抓阳药中药配方颗粒制剂，标记 1。一服药两格，早餐后服用阳药颗粒一格。

【阴药处方及用法】

阴药处方：熟地黄 15 ~ 30 克，知母 10 ~ 20 克，柴胡 6 ~ 9 克，升麻 6 ~ 9 克，山茱萸 15 ~ 30 克，枸杞子 15 ~ 30 克，盐菟丝子 15 ~ 30 克，生龙骨 15 ~ 30 克，牡蛎 15 ~ 30 克。

用法：去中医院抓阴药中药配方颗粒制剂，标记 2。一服药两格，晚餐后服用阴药颗粒一格。

第十二章　常见慢性儿科疾病

1. 风热感冒

【临床表现】外感风热。发热，咽痛，口渴，尿赤。

【功效】阳药散热解暑；阴药滋阴生津，安心宁神。

【阳药处方及用法】

阳药处方：荆芥 6～12 克，薄荷 3～6 克，生甘草 3～6 克，荷叶 5～10 克，青蒿 5～10 克，茵陈 6～12 克，砂仁 3～6 克，白术 3～6 克，神曲 3～6 克。

用法：去中医院抓阳药中药配方颗粒制剂，标记 1。一服药两格，早餐后服用阳药颗粒一格。上药加开水溶解后，12 岁以上每日按原方剂量服用；9～12 岁每日服用原方剂量的 2/3；5～9 岁每日服用原方剂量的 1/2；5 岁以下每日服用原方量的 1/4，剩余部分盖好放入冰箱中，次日加热后按相应剂量继续服用。

【阴药处方及用法】

阴药处方：白芍 3～6 克，炒麦芽 6～12 克，玄参 6～12 克，麦冬 6～12，生地黄 6～12 克，炒鸡内金 3～6 克，炒酸枣仁 3～6 克。

用法：去中医院抓阴药中药配方颗粒制剂，标记 2。一服药两格，晚餐后服用阴药颗粒一格。上药加开水溶解后，12 岁以上每日按原方剂量服用；9～12 岁每日服用原方剂量的 2/3；5～9 岁每日服用原方剂量的 1/2；5 岁以下每日服用原方量的 1/4，剩余部分盖好放入冰箱中，次日加热后按相应剂量继续服用。

2. 风寒感冒

【临床表现】外感风寒。发热，咽痛，口渴，尿赤。

【功效】阳药温阳散寒，健脾消食；阴药滋阴生津，安心宁神。

【阳药处方及用法】

阳药处方：荆芥 6～12 克，薄荷 3～6 克，生甘草 3～6 克，桂枝 5～10 克，麻黄 5～10 克，肉桂 6～12 克，砂仁 3～6 克，白术 3～6 克，神曲 3～6 克。

用法：去中医院抓阳药中药配方颗粒制剂，标记 1。一服药两格，早餐后服用阳药颗粒一格。上药加开水溶解后，12 岁以上每日按原方剂量服用；9～12 岁每日服用原方剂量的 2/3；5～9 岁每日服用原方剂量的 1/2；5 岁以下每日服用原方量的 1/4，剩余部分盖好放入冰箱中，次日加热后按相应剂量继续服用。

【阴药处方及用法】

阴药处方：白芍 3 ～ 6 克，炒麦芽 6 ～ 12 克，玄参 6 ～ 12 克，麦冬 6 ～ 12，生地黄 6 ～ 12 克，炒鸡内金 3 ～ 6 克，炒酸枣仁 3 ～ 6 克。

用法：去中医院抓阴药中药配方颗粒制剂，标记 2。一服药两格，晚餐后服用阴药颗粒一格。上药加开水溶解后，12 岁以上每日按原方剂量服用；9 ～ 12 岁每日服用原方剂量的 2/3；5 ～ 9 岁每日服用原方剂量的 1/2；5 岁以下每日服用原方量的 1/4，剩余部分盖好放入冰箱中，次日加热后按相应剂量继续服用。

3. 厌食

【临床表现】厌食、积食、腹胀或腹痛，呕吐或舌苔厚。

【功效】阳药理气健脾，消食和胃；阴药滋阴生津，安心宁神。

【阳药处方及用法】

阳药处方：桂枝 3 ～ 6 克，姜黄 3 ～ 6 克，炙甘草 3 ～ 6 克，大枣 6 ～ 12 克，黄芪 6 ～ 12 克，饴糖 6 ～ 12 克，砂仁 3 ～ 6 克，白术 3 ～ 6 克，神曲 3 ～ 6 克。

用法：去中医院抓阳药中药配方颗粒制剂，标记 1。一服药两格，早餐后服用阳药颗粒一格。上药加开水溶解后，12 岁以上每日按原方剂量服用；9 ～ 12 岁每日服用原方剂量的 2/3；5 ～ 9 岁每日服用原方剂量的 1/2；5 岁以下每日服用原方量的 1/4，剩余部分盖好放入冰箱中，次日加热后按相应剂量继续服用。

【阴药处方及用法】

阴药处方：白芍 3 ～ 6 克，炒麦芽 6 ～ 12 克，茯苓 6 ～ 12 克，麦冬 6 ～ 12，生地黄 6 ～ 12 克，炒鸡内金 3 ～ 6 克，炒酸枣仁 3 ～ 6 克。

用法：去中医院抓阴药中药配方颗粒制剂，标记 2。一服药两格，晚餐后服用阴药颗粒一格。上药加开水溶解后，12 岁以上每日按原方剂量服用；9 ～ 12 岁每日服用原方剂量的 2/3；5 ～ 9 岁每日服用原方剂量的 1/2；5 岁以下每日服用原方量的 1/4，剩余部分盖好放入冰箱中，次日加热后按相应剂量继续服用。

4. 遗尿、尿频

【临床表现】夜间遗尿，面色少华，健忘。

【功效】阳药补肾健脾，气血双补；阴药滋阴生津，固摄止遗。

【阳药处方及用法】

阳药处方：山药 10 ～ 12 克，桂枝 3 ～ 6 克，肉桂 3 ～ 6 克，干姜 3 ～ 6 克，炙甘草 3 ～ 6 克，大枣 3 ～ 6 克，黄芪 10 ～ 15 克，饴糖 6 ～ 12 克，丁香 3 ～ 6 克，砂仁 3 ～ 6 克，益智 3 ～ 6 克，豆蔻 3 ～ 6 克，陈皮 5 ～ 10 克，白术 3 ～ 6 克，淫羊藿 3 ～ 6 克，补骨脂 3 ～ 6 克，神曲 3 ～ 6 克。

用法：去中医院抓阳药中药配方颗粒制剂，标记 1。一服药两格，早餐后服用阳药

颗粒一格。上药加开水溶解后，12 岁以上每日按原方剂量服用；9 ～ 12 岁每日服用原方剂量的 2/3；5 ～ 9 岁每日服用原方剂量的 1/2；5 岁以下每日服用原方量的 1/4，剩余部分盖好放入冰箱中，次日加热后按相应剂量继续服用。

【阴药处方及用法】

阴药处方：生地黄 3 ～ 6 克，牡丹皮 3 ～ 6 克，白芍 6 ～ 9 克，山楂 3 ～ 6 克，炒麦芽 3 ～ 6 克，山茱萸 6 ～ 9 克，菟丝子 5 ～ 10 克，枸杞子 5 ～ 10 克，芡实 3 ～ 6 克，金樱子 5 ～ 10 克，炒鸡内金 3 ～ 6 克。

用法：去中医院抓阴药中药配方颗粒制剂，标记 2。一服药两格，晚餐后服用阴药颗粒一格。上药加开水溶解后，12 岁以上每日按原方剂量服用；9 ～ 12 岁每日服用原方剂量的 2/3；5 ～ 9 岁每日服用原方剂量的 1/2；5 岁以下每日服用原方量的 1/4，剩余部分盖好放入冰箱中，次日加热后按相应剂量继续服用。

5. 小孩痴呆

【临床表现】 小儿语言、动作发育落后，智力低下。

【功效】 阳药固本培元，补肾健脾，益智开窍；阴药滋阴生津，安心宁神。

【阳药处方及用法】

阳药处方：鹿角胶 1 ～ 3 克，红参 1 ～ 3 克，三七粉 1 ～ 3 克，山药 6 ～ 12 克，桂枝 6 ～ 12 克，肉桂 6 ～ 12 克，姜黄 3 ～ 6 克，炙甘草 6 ～ 12 克，大枣 6 ～ 12 克，黄芪 10 ～ 15 克，石菖蒲 3 ～ 6 克，砂仁 3 ～ 6 克，益智 5 ～ 10 克，陈皮 5 ～ 10 克，白术 5 ～ 10 克，淫羊藿 10 克，生黄芪 10 ～ 15 克，神曲 3 ～ 6 克，补骨脂 5 ～ 10 克。

用法：去中医院抓阳药中药配方颗粒制剂，标记 1。一服药两格，早餐后服用阳药颗粒一格。上药加开水溶解后，12 岁以上每日按原方剂量服用；9 ～ 12 岁每日服用原方剂量的 2/3；5 ～ 9 岁每日服用原方剂量的 1/2；5 岁以下每日服用原方量的 1/4，剩余部分盖好放入冰箱中，次日加热后按相应剂量继续服用。

【阴药处方及用法】

阴药处方：紫河车 1 ～ 3 克，琥珀 1 ～ 3 克，生地黄 5 ～ 10 克，牡丹皮 5 ～ 10 克，泽泻 3 ～ 6 克，茯苓 3 ～ 6 克，白芍 6 ～ 12 克，山楂 5 ～ 10 克，炒麦芽 10 ～ 15 克，山茱萸 10 ～ 20 克，金樱子 5 ～ 10 克，菟丝子 5 ～ 10 克，枸杞子 5 ～ 10 克，炒鸡内金 3 ～ 6 克。

用法：去中医院抓阴药中药配方颗粒制剂，标记 2。一服药两格，晚餐后服用阴药颗粒一格。上药加开水溶解后，12 岁以上每日按原方剂量服用；9 ～ 12 岁每日服用原方剂量的 2/3；5 ～ 9 岁每日服用原方剂量的 1/2；5 岁以下每日服用原方量的 1/4，剩余部分加盖放入冰箱中，次日加热后按相应剂量继续服用。

6. 疳积

【临床表现】四肢消瘦，腹部胀满，不欲饮食或嗜食异物。

【功效】阳药理气健脾，祛湿杀虫；阴药清热消疳，化食消积。

【阳药处方及用法】

阳药处方：白芷3～6克，川芎3～6克，炙甘草3～6克，当归6～12克，肉桂3～6克，姜半夏3～6克，陈皮3～6克，麻黄3～6克，白术3～6克，干姜3～6克，桔梗3～6克，厚朴3～6克，黄芪6～12克，益智3～6克，丁香3～6克，山药6～12克，淫羊藿3～6克，大枣3～6克，补骨脂3～6克，神曲3～6克，大腹皮6～12克。

用法：去中医院抓阳药中药配方颗粒制剂，标记1。一服药两格，早餐后服用阳药颗粒一格。上药加开水溶解后，12岁以上每日按原方剂量服用；9～12岁每日服用原方剂量的2/3；5～9岁每日服用原方剂量的1/2；5岁以下每日服用原方量的1/4，剩余部分盖好放入冰箱中，次日加热后按相应剂量继续服用。

【阴药处方及用法】

阴药处方：白芍3～6克，蒲公英6～12克，牡丹皮3～6克，泽泻3～6克，茯苓3～6克，山楂3～6克，炒麦芽3～6克，山茱萸3～6克，茵陈3～6克，槐花3～6克，柴胡3～6克，升麻3～6克，炒鸡内金3～6克，枳壳3～6克。

用法：去中医院抓阴药中药配方颗粒制剂，标记2。一服药两格，晚餐后服用阴药颗粒一格。上药加开水溶解后，12岁以上每日按原方剂量服用；9～12岁每日服用原方剂量的2/3；5～9岁每日服用原方剂量的1/2；5岁以下每日服用原方量的1/4，剩余部分盖好放入冰箱中，次日加热后按相应剂量继续服用。

7. 哮喘，气管炎

【临床表现】支气管扩张，支气管炎，轻度肺气肿，哮喘，咳嗽，痰涎壅盛，呼吸困难。

【功效】阳药清热化痰平喘，健脾养胃；阴药补肾纳气，安心宁神。

【阳药处方及用法】

阳药处方：白芷3～6克，川芎3～6克，炙甘草3～6克，当归6～12克，肉桂3～6克，姜半夏3～6克，陈皮3～6克，麻黄5～10克，白术3～6克，干姜3～6克，桔梗3～6克，黄芪3～6克，砂仁3～6克，细辛3～6克，淫羊藿3～6克，盐补骨脂3～6克，神曲6～12克。

用法：去中医院抓阳药中药配方颗粒制剂，标记1。一服药两格，早餐后服用阳药颗粒一格。上药加开水溶解后，12岁以上每日按原方剂量服用；9～12岁每日服用原方剂量的2/3；5～9岁每日服用原方剂量的1/2；5岁以下每日服用原方量的1/4，剩余部分盖好放入冰箱中，次日加热后按相应剂量继续服用。

【阴药处方及用法】

阴药处方：白芍3～6克，黄芩6～12克，桑叶6～12克，桑白皮3～6克，茯苓3～6克，鱼腥草3～6克，牡蛎10～15克，山茱萸3～6克，连翘3～6克，苦杏仁3～6克，柴胡3～6克，升麻3～6克，葶苈子3～6克，五味子3～6克，炒鸡内金3～6克，枳壳3～6克。

用法：去中医院抓阴药中药配方颗粒制剂，标记2。一服药两格，晚餐后服用阴药颗粒一格。上药加开水溶解后，12岁以上每日按原方剂量服用；9～12岁每日服用原方剂量的2/3；5～9岁每日服用原方剂量的1/2；5岁以下每日服用原方量的1/4，剩余部分盖好放入冰箱中，次日加热后按相应剂量继续服用。

8. 急性扁桃体炎

【临床表现】支气管扩张，支气管炎，轻度肺气肿，哮喘，咳嗽，痰涎壅盛，呼吸困难。

【功效】阳药健脾清肺，辛凉解表；阴药清热解毒，滋阴生津。

【阳药处方及用法】

阳药处方：白芷3～6克，川芎3～6克，炙甘草3～6克，当归6～12克，荆芥6～12克，姜半夏3～6克，陈皮3～6克，麻黄5～10克，白术3～6克，藿香3～6克，桔梗3～6克，黄芪3～6克，砂仁3～6克，细辛3～6克，薄荷3～6克，紫苏叶3～6克，神曲6～12克。

用法：去中医院抓阳药中药配方颗粒制剂，标记1。一服药两格，早餐后服用阳药颗粒一格。上药加开水溶解后，12岁以上每日按原方剂量服用；9～12岁每日服用原方剂量的2/3；5～9岁每日服用原方剂量的1/2；5岁以下每日服用原方量的1/4，剩余部分盖好放入冰箱中，次日加热后按相应剂量继续服用。

【阴药处方及用法】

阴药处方：白芍3～6克，黄芩6～12克，金银花6～12克，泽泻3～6克，茯苓3～6克，鱼腥草3～6克，炒麦芽3～6克，板蓝根6～12克，连翘3～6克，苦杏仁3～6克，柴胡3～6克，升麻3～6克，葶苈子3～6克，土牛膝6～12克，炒鸡内金3～6克，猫爪草3～6克。

用法：去中医院抓阴药中药配方颗粒制剂，标记2。一服药两格，晚餐后服用阴药颗粒一格。上药加开水溶解后，12岁以上每日按原方剂量服用；9～12岁每日服用原方剂量的2/3；5～9岁每日服用原方剂量的1/2；5岁以下每日服用原方量的1/4，剩余部分盖好放入冰箱中，次日加热后按相应剂量继续服用。

第十三章　常见慢性肛肠科疾病

1. 痔疮感染出血

【临床表现】内痔疮出血。

【功效】阳药补中益气；阴药清热解毒。

【阳药处方及用法】

阳药处方：桂枝 6～12 克，麻黄 3～6 克，细辛 3～6 克，党参 15～30 克，炒白术 20～20 克，当归 10～20 克，川芎 6～12 克，陈皮 6～12 克，制半夏 6～12 克，醋延胡索 6～12 克，白芷 6～12 克，黄芪 15～30 克，荆芥 10～15 克。

用法：去中医院抓阳药中药配方颗粒制剂，标记 1。一服药两格，早餐后服用阳药颗粒一格。

【阴药处方及用法】

阴药处方：升麻 10～15 克，柴胡 10～15 克，生地黄 10～30 克，麦冬 10～15 克，玄参 10～15 克，黄柏 10～15 克，槐花 20～30 克，地榆 10～15 克，鱼腥草 15～30 克，水牛角 15～30 克。

用法：去中医院抓阴药中药配方颗粒制剂，标记 2。一服药两格，晚餐前服用阴药颗粒一格。

2. 痔疮脱出

【临床表现】内痔疮脱出。

【功效】阳药补中益气，升阳举陷；阴药滋阴生津，滋阴潜阳。

【阳药处方及用法】

阳药处方：桂枝 10～15 克，麻黄 5～10 克，细辛 5～10 克，红参 10～15 克，白术 20～30 克，当归 20～30 克，川芎 5～10 克，陈皮 10～15 克，制半夏 9～15 克，白芷 10～15 克，甘草 10～15 克，黄芪 15～30 克，荆芥 10～15 克。

用法：去中医院抓阳药中药配方颗粒制剂，标记 1。一服药两格，早餐后服用阳药颗粒一格。

【阴药处方及用法】

阴药处方：升麻 10～15 克，柴胡 10～15 克，茯苓 20～30 克，薏苡仁 15～30 克，生地黄 10～30 克，麦冬 10～15 克，玄参 10～15 克，黄柏 10～15 克，槐花 20～30 克，地榆 10～15 克，鱼腥草 15～30 克。

用法：去中医院抓阴药中药配方颗粒制剂，标记2。一服药两格，晚餐前服用阴药颗粒一格。

3. 内痔疮嵌顿水肿

【临床表现】内痔疮嵌顿水肿，疼痛。

【功效】阳药消肿止痛，止血；阴药滋阴生津，清热解毒。

【阳药处方及用法】

阳药处方：桂枝10～15克，麻黄5～10克，细辛5～10克，红参10～15克，白术10～20克，当归10～20克，川芎5～10克，陈皮10～15克，醋延胡索10～15克，防风6～12克，白芷10～15克，黄芪15～30克，三七3～6克，皂角刺15～30克，大腹皮20～30克。

用法：去中医院抓阳药中药配方颗粒制剂，标记1。一服药两格，早餐后服用阳药颗粒一格。

【阴药处方及用法】

阴药处方：升麻6～12克，柴胡6～12克，茯苓10～20克，薏苡仁15～30克，生地黄10～20克，麦冬10～20克，玄参10～20克，黄柏6～12克，槐花10～20克，地榆10～20克，鱼腥草15～30克，大黄6～12克，泽泻10～20克，火麻仁10～20克。

用法：去中医院抓阴药中药配方颗粒制剂，标记2。一服药两格，晚餐前服用阴药颗粒一格。

4. 肛周脓肿

【临床表现】肛周脓肿，疼痛，排便困难等。

【功效】阳药消肿止痛；阴药清热解毒。

【阳药处方及用法】

阳药处方：桂枝10～15克，麻黄5～10克，细辛5～10克，红参10～15克，白术10～20克，当归10～20克，川芎5～10克，陈皮10～15克，醋延胡索10～15克，防风6～12克，白芷10～15克，黄芪15～30克，三七3～6克，皂角刺15～30克，大腹皮20～30克。

用法：去中医院抓阳药中药配方颗粒制剂，标记1。一服药两格，早餐后服用阳药颗粒一格。

【阴药处方及用法】

阴药处方：升麻6～12克，柴胡6～12克，生地黄10～20克，麦冬10～20克，玄参10～20克，黄柏6～12克，槐花10～20克，地榆10～20克，鱼腥草15～30克，大黄6～12克。

用法：去中医院抓阴药中药配方颗粒制剂，标记2。一服药两格，晚餐前服用阴药颗粒一格。

5. 肛瘘

【临床表现】肛瘘反复流脓，及肛周脓肿破溃后有粪便、气体排出。

【功效】阳药消肿止痛，消炎生肌；阴药滋阴生津，清热解毒。

【阳药处方及用法】

阳药处方：制附子10～15克，炙甘草10～15克，桂枝10～15克，麻黄5～10克，细辛5～10克，红参10～15克，白术20～30克，当归20～30克，川芎5～10克，陈皮10～15克，姜半夏9～15克，防风12～15克，白芷10～15克，黄芪30～60克，三七3～6克，皂角刺15～30克，大腹皮15～30克。

用法：去中医院抓阳药中药配方颗粒制剂，标记1。一服药两格，早餐后服用阳药颗粒一格。

【阴药处方及用法】

阴药处方：水牛角15～30克，柴胡6～12克，茯苓10～20克，薏苡仁15～30克，生地黄10～20克，麦冬10～20克，玄参10～20克，黄柏6～12克，槐花10～20克，地榆10～20克，鱼腥草15～30克，大黄6～12克，泽泻10～20克。

用法：去中医院抓阴药中药配方颗粒制剂，标记2。一服药两格，晚餐前服用阴药颗粒一格。

6. 肛裂

【临床表现】肛裂出血。

【功效】阳药扶阳提肛，止血止痛；阴药清热解毒，润肠生肌。

【阳药处方及用法】

阳药处方：制附子10～15克，炙甘草10～15克，桂枝10～15克，麻黄5～10克，细辛5～10克，红参10～15克，白术20～30克，当归20～30克，川芎5～10克，陈皮10～15克，三七3～6克，防风12～15克，白芷10～15克，黄芪30～60克。

用法：去中医院抓阳药中药配方颗粒制剂，标记1。一服药两格，早餐后服用阳药颗粒一格。

【阴药处方及用法】

阴药处方：升麻10～15克，柴胡10～12克，桃仁10～20克，麦冬10～20克，玄参10～20克，黄柏10～20克，槐花20～30克，地榆10～20克，鱼腥草15～30克，大黄10～20克，泽泻10～20克，火麻仁20～30克。

用法：去中医院抓阴药中药配方颗粒制剂，标记2。一服药两格，晚餐前服用阴药颗粒一格。

第十四章　常见慢性皮肤科疾病

1. 风热型慢性荨麻疹

【临床表现】风团色红，瘙痒剧烈。

【功效】阳药温阳健脾，疏风清热；阴药泻火排毒，滋阴生津。

【阳药处方及用法】

阳药处方：生甘草 6～12 克，防风 15～30 克，荆芥 10～20 克，薄荷 10～20 克，麻黄 6～12 克，党参 15～30，紫苏叶 15～30 克，藿香 10～20 克。

用法：去中医院抓阳药中药配方颗粒制剂，标记 1。一服药两格，早餐后服用阳药颗粒一格。

【阴药处方及用法】

阴药处方：生地黄 15～30 克，赤芍 10～15 克，牡丹皮 10～15 克，紫草 10～15 克，乌梢蛇 10～20 克，白鲜皮 10～20 克，葛根 15～30 克，金银花 10～20 克，麦冬 10～15 克，玄参 10～15 克，蝉蜕 6～12 克，黄芩 10～15 克，连翘 10～15 克，木通 10～15 克。

用法：去中医院抓阴药中药配方颗粒制剂，标记 2。一服药两格，晚餐前服用阴药颗粒一格。

2. 风寒型慢性荨麻疹

【临床表现】风团色白或淡红，瘙痒轻。

【功效】阳药温阳散寒；阴药滋阴生津。

【阳药处方及用法】

阳药处方：炙甘草 6～12 克，防风 15～30 克，荆芥 10～20 克，黄芪 15～30 克，麻黄 6～12 克，党参 15～30，炒白术 15～30 克，桂枝 6～12 克，干姜 10～20 克，白芥子 6～12 克。

用法：去中医院抓阳药中药配方颗粒制剂，标记 1。一服药两格，早餐后服用阳药颗粒一格。

【阴药处方及用法】

阴药处方：生地黄 15～30 克，赤芍 10～15 克，牡丹皮 10～15 克，白鲜皮 10～20 克，桑白皮 15～30 克，麦冬 10～15 克，玄参 10～15 克，茯苓 10～15 克，泽泻 10～15 克，木通 10～15 克。

用法：去中医院抓阴药中药配方颗粒制剂，标记2。一服药两格，晚餐前服用阴药颗粒一格。

3. 湿疹脓疮

【临床表现】皮肤表面生湿，长黏稠之疮，对称性红斑，丘疹，水疱，瘙痒，流脓。

【功效】阳药补中益气，疏风清热；阴药清热利湿，滋阴生津。

【阳药处方及用法】

阳药处方：桂枝6～12克，肉桂6～12克，淫羊藿10～15克，补骨脂10～15克，防风10～15克，白芷10～15克，党参15～30，黄芪15～30克，大枣6～12克，苍术10～15克，当归10～20克，川芎6～12克，陈皮6～12克，羌活10～20克，荆芥10～15克，薄荷10～15克。

用法：去中医院抓阳药中药配方颗粒制剂，标记1。一服药两格，早餐后服用阳药颗粒一格。

【阴药处方及用法】

阴药处方：赤芍10～15克，金银花15～30克，大黄3～6克，蝉蜕6～12克，黄芩10～15克，连翘10～15克，土茯苓15～30克，知母10～20克，紫草10～15克，牡丹皮10～15克，白鲜皮10～15克，薏苡仁15～30克，苦参6～12克，槐花10～20克。

用法：去中医院抓阴药中药配方颗粒制剂，标记2。一服药两格，晚餐前服用阴药颗粒一格。

4. 全身性皮肤瘙痒

【临床表现】皮肤干燥、有烧灼感，瘙痒等。

【功效】阳药补中益气，疏风清热；阴药养血润燥，滋阴生津。

【阳药处方及用法】

阳药处方：麻黄3～6克，细辛3～6克，淫羊藿10～15克，补骨脂10～15克，防风10～15克，白芷10～15克，党参15～30，黄芪15～30克，大枣6～12克，白术10～15克，当归10～20克，川芎6～12克，陈皮6～12克，荆芥10～15克。

用法：去中医院抓阳药中药配方颗粒制剂，标记1。一服药两格，早餐后服用阳药颗粒一格。

【阴药处方及用法】

阴药处方：生地黄10～15克，制何首乌6～12克，蒺藜10～20克，天冬10～15克，麦冬10～15克，火麻仁10～20克，桑白皮10～15克，白鲜皮10～15克，槐花10～20克。

用法：去中医院抓阴药中药配方颗粒制剂，标记2。一服药两格，晚餐前服用阴药颗粒一格。

5. 银屑病（牛皮癣）

【临床表现】皮肤出现红色斑块，通常覆盖有银白色鳞屑，皮肤瘙痒、灼热或疼痛等。

【功效】阳药补中益气，补土生金；阴药入血透毒，清热解毒。

【阳药处方及用法】

阳药处方：麻黄6～12克，桂枝6～12克，当归15～30克，川芎5～10克，红花3～6克，炙甘草10～15克，干姜15～30克，大枣20～30克，皂角刺15～30克，黑芥穗10～15克。

用法：去中医院抓阳药中药配方颗粒制剂，标记1。一服药两格，早餐后服用阳药颗粒一格。

【阴药处方及用法】

阴药处方：生地黄15～30克，赤芍10～15克，牡丹皮10～15克，紫草10～15克，制何首乌6～12克，蒺藜6～9克，白鲜皮15～30克，金银花15～30克，连翘10～20克，白头翁10～20克，龙胆草3～6克，生甘草10～15克，僵蚕6～12克，天冬10～20克，乌梢蛇10～20克，桃仁10～15克。

用法：去中医院抓阴药中药配方颗粒制剂，标记2。一服药两格，晚餐前服用阴药颗粒一格。

6. 带状疱疹

【临床表现】皮损、神经痛及全身症状等表现。

【功效】阳药补中益气，补土生金；阴药清热利湿，解毒排毒。

【阳药处方及用法】

阳药处方：桂枝6～12克，当归10～20克，川芎10～15克，红花10～15克，炙甘草10～15克，干姜15～30克，大枣20～30克，白芷10～15克，盐补骨脂10～15克，淫羊藿10～15克，降真香3～6克，厚朴3～6克，肉桂3～6克。

用法：去中医院抓阳药中药配方颗粒制剂，标记1。一服药两格，早餐后服用阳药颗粒一格。

【阴药处方及用法】

阴药处方：生地黄15～30克，赤芍10～15克，牡丹皮10～15克，紫草10～15克，制何首乌6～12克，蒺藜6～12克，白鲜皮15～30克，酒乌梢蛇15～30克，泽泻10～15克，黄芩10～15克，柴胡10～15克，苦杏仁10～15克。

用法：去中医院抓阴药中药配方颗粒制剂，标记2。一服药两格，晚餐前服用阴药颗粒一格。

7. 神经性皮炎

【临床表现】皮肤干裂，奇痒难忍；头痛眩晕，口渴，舌光红无苔；对称性皮肤干燥脱屑。

【功效】阳药补中益气，补土生金；阴药滋阴生津，滋养肝肾。

【阳药处方及用法】

阳药处方：桂枝 6～12 克，当归 10～20 克，川芎 6～12 克，红花 3～6 克，炙甘草 10～15 克，干姜 15～30 克，大枣 10～20 克，阿胶 10～20 克，黄芪 15～30 克，乌梢蛇 15～30 克，炒白术 10～20 克，防风 10～20 克。

用法：去中医院抓阳药中药配方颗粒制剂，标记 1。一服药两格，早餐后服用阳药颗粒一格。

【阴药处方及用法】

阴药处方：生地黄 15～30 克，丹参 10～15 克，泽泻 10～15 克，黄芩 6～12 克，火麻仁 10～20 克，白鲜皮 15～30 克，女贞子 10～20 克，旱莲草 15～30 克，黑小豆 10～20 克，葛根 15～30 克，栀子 10～20 克，桃仁 10～15 克。

8. 扁平疣、寻常疣或尖锐湿疣（外洗方）

【临床表现】外阴、肛门皮肤有柔软赘生物呈菜花状或鸡冠状。

【功效】阳药温阳活血，软坚散结；阴药清热解毒，滋阴生肌。

【阳药处方及用法】

阳药处方：桂枝 10～15 克，当归 15～30 克，川芎 5～10 克，三七 6～12 克，炙甘草 10～15 克，干姜 15～30 克，大枣 20～30 克，黑芥穗 10～15 克，麻黄 5～10 克，桔梗 10～15 克，蛇床子 15～30 克，苍术 15～30 克，皂角刺 15～30 克。

用法：上药用 500 毫升热开水溶解后外洗，在上午或中午外洗一到两次。

【阴药处方及用法】

阴药处方：板蓝根 15～30 克，败酱草 15～30 克，白花蛇舌草 15～30 克，白鲜皮 15～30 克，女贞子 10～20 克，半边莲 15～30 克，槐花 15～30 克，连翘 15～30 克，栀子 10～20 克，大黄 10～20 克，山豆根 10～20 克。

用法：上药用 500 毫升热开水溶解后外洗，在傍晚或晚上外洗一到两次。

9. 粉刺

【临床表现】皮肤出现扁平或圆锥形丘疹，丘疹红肿疼痛，或伴脓疱等。

【功效】阳药补中益气，补土生金；阴药滋阴生津，滋养肝肾。

【阳药处方及用法】

阳药处方：桂枝 6～12 克，麻黄 6～12 克，川芎 6～12 克，生甘草 10～15 克，黄芪 15～30 克，薄荷 10～20 克，黄芪 15～30 克，白术 10～20 克，防风 10～20 克，荆芥 10～20 克。

用法：去中医院抓阳药中药配方颗粒制剂，标记 1。一服药两格，早餐后服用阳药颗粒一格。

【阴药处方及用法】

阴药处方：生地黄 15～30 克，丹参 10～15 克，石膏 15～30 克，黄芩 6～12 克，桑白皮 10～20 克，白鲜皮 15～30 克，枇杷叶 9～18 克，牡丹皮 15～30 克，黑小豆 10～20 克。

用法：去中医院抓阴药中药配方颗粒制剂，标记 1。一服药两格，晚饭前用药阴药颗粒一格。

10. 丘疹性荨麻疹

【临床表现】 皮肤水肿、有丘疹、起水疱，皮肤瘙痒、糜烂等。

【功效】 阳药疏风清热；阴药滋阴生津。

【阳药处方及用法】

阳药处方：生甘草 6～12 克，防风 15～30 克，荆芥 10～20 克，薄荷 10～20 克，麻黄 6～12 克，党参 15～30，紫苏叶 15～30 克，藿香 10～20 克。

用法：去中医院抓阳药中药配方颗粒制剂，标记 1。一服药两格，早晨后服用阳药颗粒一格。

【阴药处方及用法】

阴药处方：生地黄 15～30 克，赤芍 10～15 克，牡丹皮 10～15 克，紫草 10～15 克，白鲜皮 10～20 克，葛根 15～30 克，金银花 10～20 克，麦冬 10～15 克，玄参 10～15 克，蝉蜕 6～12 克，黄芩 10～15 克，连翘 10～15 克，木通 10～15 克。

用法：去中医院抓阴药中药配方颗粒制剂，标记 2。一服药两格，晚饭前服用阴药颗粒一格。

11. 下肢红斑、结节

【临床表现】 下肢疼痛性结节、红斑。

【功效】 阳药温阳补肾，补土生金；阴药滋阴生津，引火归元。

【阳药处方及用法】

阳药处方：制附子 6～12 克，炙甘草 6～12 克，桂枝 6～12 克，麻黄 6～12 克，细辛 6～12 克，红参 15～30 克，黄芪 15～30 克，淫羊藿 10～20 克，补骨脂 10～20，肉桂 6～12 克，当归 10～20 克。

用法：去中医院抓阳药中药配方颗粒制剂，标记 1。一服药两格，早晨后服用阳药颗粒一格。

【阴药处方及用法】

阴药处方：生地黄 15～30 克，白芍 15～30 克，牡丹皮 10～15 克，山茱萸 10～20 克，五味子 10～20 克，葛根 15～30 克，麦冬 10～15 克，玄参 10～15 克，丹参 10～15 克，伸筋草 10～15 克，鸡血藤 10～15 克。

用法：去中医院抓阴药中药配方颗粒制剂，标记 2。一服药两格，晚饭前服用阴药颗粒一格。

12. 白癜风

【临床表现】皮肤出现白色斑点或团块，或瘙痒或不瘙痒。

【功效】阳药温阳健脾，补气和血；阴药滋阴排毒，滋阴生津。

【阳药处方及用法】

阳药处方：桂枝 10～15 克，肉桂 5～10 克，当归 15～30 克，川芎 5～10 克，红花 10～15 克，生甘草 10～15 克，干姜 15～30 克，大枣 20～30 枚，防风 10～15 克，白芷 10～15 克，黄芪 30～60 克，厚朴 3～6 克，肉桂 3～6 克。

用法：去中医院抓阳药中药配方颗粒制剂，标记 1。一服药两格，早餐后服用阳药颗粒一格。

【阴药处方及用法】

阴药处方：生地黄 10～20 克，紫草 10～15 克，制何首乌 10～20 克，蒺藜 10～20 克，白鲜皮 15～30 克，沙苑子 15～30 克，女贞子 15～30 克，旱莲草 15～30 克，柴胡 10～15 克，升麻 10～15 克。

用法：去中医院抓阴药中药配方颗粒制剂，标记 2。一服药两格，晚餐前服用阴药颗粒一格。

13. 接触性皮炎

【临床表现】皮肤接触某些外源性的物质以后引起的急性或慢性皮肤炎症反应，常见为皮肤瘙痒或皮肤红斑。

【功效】阳药温阳健脾，补中益气；阴药清热解毒，滋阴生津。

【阳药处方及用法】

阳药处方：桂枝 10～15 克，肉桂 5～10 克，当归 15～30 克，川芎 5～10 克，麻黄 3～6 克，生甘草 10～15 克，干姜 15～30 克，大枣 20～30 枚，防风 10～15 克，白芷 10～15 克，黄芪 30～60 克。

用法：去中医院抓阳药中药配方颗粒制剂，标记 1。一服药两格，早餐后服用阳药颗粒一格。

【阴药处方及用法】

阴药处方：生地黄 10～20 克，紫草 10～15 克，制何首乌 10～20 克，白鲜皮

15 ～ 30 克，沙苑子 15 ～ 30 克，女贞子 15 ～ 30 克，旱莲草 15 ～ 30 克，柴胡 10 ～ 15 克，升麻 10 ～ 15 克。

用法：去中医院抓阴药中药配方颗粒制剂，标记 2。一服药两格，晚餐前服用阴药颗粒一格。

14. 斑秃（鬼剃头）或少年白发

【临床表现】气血亏虚，全身头发眉毛突然成片脱落，头皮痒，脱屑。

【功效】阳药补气血，通上窍；阴药滋阴生血，补肾滋发。

【阳药处方及用法】

阳药处方：麻黄 6 ～ 12 克，当归 15 ～ 30 克，川芎 10 ～ 15 克，红花 3 ～ 6 克，炙甘草 10 ～ 15 克，干姜 10 ～ 20 克，大枣 10 ～ 15 克，炒白术 10 ～ 15 克，黄芪 15 ～ 30 克，白芷 10 ～ 15 克，淫羊藿 10 ～ 15 克，补骨脂 10 ～ 15 克。

用法：去中医院抓阳药中药配方颗粒制剂，标记 1。一服药两格，早晨后服用阳药颗粒一格。

【阴药处方及用法】

阴药处方：生地黄 15 ～ 30 克，赤芍 10 ～ 15 克，牡丹皮 10 ～ 15 克，五味子 10 ～ 15 克，制何首乌 15 ～ 30 克，骨碎补 15 ～ 30 克，墨旱莲 10 ～ 15 克，女贞子 10 ～ 15 克，山茱萸 15 ～ 30 克，桃仁 10 ～ 15 克。

用法：去中医院抓阴药中药配方颗粒制剂，标记 2。一服药两格，晚餐前服用阴药颗粒一格。

15. 黄褐斑

【临床表现】面部产生黄褐斑，老年斑，腰困，多梦。

【功效】阳药补气生血，排毒养颜；阴药滋阴生津，化瘀退斑。

【阳药处方及用法】

阳药处方：桂枝 6 ～ 12 克，当归 15 ～ 30 克，川芎 10 ～ 15 克，麻黄 6 ～ 12 克，红花 3 ～ 6 克，炙甘草 10 ～ 15 克，红参 5 ～ 10 克，黄芪 15 ～ 30 克，大枣 15 ～ 30 枚，白芷 10 ～ 15 克，淫羊藿 10 ～ 20 克，盐补骨脂 10 ～ 20 克。

用法：去中医院抓阳药中药配方颗粒制剂，标记 1。一服药两格，早餐后服用阳药颗粒一格。

【阴药处方及用法】

阴药处方：生地黄 15 ～ 30 克，茯苓 10 ～ 15 克，牡丹皮 10 ～ 15 克，五味子 10 ～ 15 克，制何首乌 15 ～ 30 克，山茱萸 15 ～ 30 克，泽泻 10 ～ 15 克，枸杞子 15 ～ 30 克，盐菟丝子 15 ～ 30 克，沉香 6 ～ 12 克。

用法：去中医院抓阴药中药配方颗粒制剂，标记 2。一服药两格，晚餐前服用阴药

颗粒一格。

16. 酒糟鼻

【临床表现】湿热引起的鼻子发痒发炎，脂溢出性皮炎，面部多油，红鼻头。

【功效】阳药扶阳健脾，散热排毒；阴药清热利湿，解毒排毒。

【阳药处方及用法】

阳药处方：桂枝 10～15 克，当归 15～30 克，川芎 5～10 克，荆芥 10～15 克，炙甘草 10～15 克，紫苏叶 15～30 克，麻黄 6～12 克，白芷 10～15 克。

用法：去中医院抓阳药中药配方颗粒制剂，标记 1。一服药两格，早餐后服用阳药颗粒一格。

【阴药处方及用法】

阴药处方：赤芍 10～15 克，牡丹皮 10～15 克，枇杷叶 15～30 克，鱼腥草 15～30 克，白鲜皮 15～30 克，桑白皮 15～30 克，泽泻 10～15 克，黄芩 10～15 克，葛根 15～30 克，槐花 10～20 克，蒲公英 15～30 克，黄柏 6～12 克。

用法：去中医院抓阴药中药配方颗粒制剂，标记 2。一服药两格，晚餐前服用阴药颗粒一格。

17. 皮肤癣

【临床表现】皮肤长癣。

【功效】阳药扶阳健脾，散热排毒；阴药清热利湿，解毒排毒。

【阳药处方及用法】

阳药处方：麻黄 6～12 克，当归 15～30 克，川芎 5～10 克，神曲 10～15 克，槟榔 15～30 克，黄芪 15～30 克，麻黄 6～12 克，白芷 10～15 克。

用法：去中医院抓阳药中药配方颗粒制剂，标记 1。一服药两格，早餐后服用阳药颗粒一格。

【阴药处方及用法】

阴药处方：薏苡仁 15～30 克，牡丹皮 10～15 克，石膏 30～60 克，鱼腥草 15～30 克，土茯苓 15～30 克，枳实 10～20 克，黄芩 10～15 克，葛根 15～30 克，槐花 10～20 克，蒲公英 15～30 克，黄柏 6～12 克，黄连 6～12 克。

用法：去中医院抓阴药中药配方颗粒制剂，标记 2。一服药两格，晚餐前服用阴药颗粒一格。

18. 鹅掌风

【临床表现】手掌皲裂出血，痒痛难忍。

【功效】阳药温补气血，活血排毒；阴药滋阴生津，清热排毒。

【阳药处方及用法】

阳药处方：桂枝10～15克，当归15～30克，川芎5～10克，桃仁10～15克，红花10～15克，炙甘草10～15克，干姜15～30克，大枣10～20克，黑芥穗10～15克，麻黄5～10克，桔梗10～15克，蛇床子6～18克，苍术10～15克，白术10～15克，皂角刺15～30克。

用法：去中医院抓阳药中药配方颗粒制剂，标记1。一服药两格，早餐后服用阳药颗粒一格。

【阴药处方及用法】

阴药处方：生地黄10～20克，赤芍10～15克，牡丹皮10～15克，紫草10～15克，制何首乌15～30克，蒺藜15～30克，白鲜皮15～30克，乌梢蛇15～30克，薏苡仁15～30克，黄柏10～15克，牛膝15～30克，苦参5～10克。

用法：去中医院抓阴药中药配方颗粒制剂，标记2。一服药两格，晚餐前服用阴药颗粒一格。

19. 花斑癣（汗斑）

【临床表现】全身红色小丘疹，瘙痒难忍，花斑癣，脉滑数，苔黄腻。

【功效】阳药扶阳健脾，祛湿排毒；阴药凉血化瘀，清利湿热。

【阳药处方及用法】

阳药处方：桂枝10～15克，当归15～30克，川芎5～10克，红花3～6克，干姜15～30克，大枣10～20克，白术15～30克，黑芥穗10～15克，黄芪15～30克，盐补骨脂10～15克，皂角刺15～30克，防风10～15克，白芷10～15克，麻黄5～10克，细辛5～10克。

用法：去中医院抓阳药中药配方颗粒制剂，标记1。一服药两格，早餐后服用阳药颗粒一格。

【阴药处方及用法】

阴药处方：生地黄15～30克，赤芍10～15克，牡丹皮10～15克，紫草10～15克，白鲜皮15～30克，苦参5～10克，制何首乌15～30克，蒺藜15～30克，沙苑子15～30克，乌梢蛇15～30克，黄芩10～15克。

用法：去中医院抓阴药中药配方颗粒制剂，标记2。一服药两格，晚餐前服用阴药颗粒一格。

20. 疣、尖锐湿疣

【临床表现】人乳头瘤病毒感染人体细胞形成的良性瘤状物。淡红色丘疹，灰褐色，伴瘙痒、疼痛灼热感。

【功效】阳药活血化瘀，补气生血；阴药清热祛瘀，活血通窍。

【阳药处方及用法】

阳药处方：桂枝 10 ～ 15 克，当归 15 ～ 30 克，川芎 5 ～ 10 克，红花 10 ～ 15 克，炙甘草 10 ～ 15 克，干姜 15 ～ 30 克，大枣 20 ～ 30 克，麻黄 10 ～ 15 克，白芷 10 ～ 15 克，莪术 20 ～ 30 克。

用法：去中医院抓阳药中药配方颗粒制剂，标记 1。一服药两格，早餐后服用阳药颗粒一格。

【阴药处方及用法】

阴药处方：生地黄 15 ～ 30 克，赤芍 10 ～ 15 克，牡丹皮 10 ～ 15 克，紫草 10 ～ 15 克，制何首乌 15 ～ 30 克，炒蒺藜 15 ～ 30 克，白鲜皮 15 ～ 30 克，薏苡仁 15 ～ 30 克，大黄 5 ～ 10 克，虎杖 15 ～ 30 克，水牛角 15 ～ 30 克，乌梢蛇 15 ～ 30 克，桃仁 10 ～ 15 克。

用法：去中医院抓阴药中药配方颗粒制剂，标记 2。一服药两格，晚餐前服用阴药颗粒一格。

21. 青霉素过敏性皮炎

【临床表现】 皮肤过敏，全身气喘，全身发痒，口渴脉浮紧。

【功效】 阳药清热平喘，入血排毒；阴药滋阴生津，消炎排毒。

【阳药处方及用法】

阳药处方：麻黄 10 ～ 15 克，细辛 10 ～ 15 克，桂枝 10 ～ 15 克，当归 15 ～ 30 克，川芎 5 ～ 10 克，红花 10 ～ 15 克，炙甘草 10 ～ 15 克，干姜 15 ～ 30 克，大枣 10 ～ 20 克，荆芥 10 ～ 15 克。

用法：去中医院抓阳药中药配方颗粒制剂，标记 1。一服药两格，早餐后服用阳药颗粒一格。

【阴药处方及用法】

阴药处方：生石膏 30 ～ 60 克，生地黄 15 ～ 30 克，赤芍 10 ～ 15 克，牡丹皮 10 ～ 15 克，紫草 10 ～ 15 克，制何首乌 15 ～ 30 克，炒蒺藜 15 ～ 30 克，白鲜皮 15 ～ 30 克，乌梢蛇 15 ～ 30 克，浮萍 10 ～ 15 克。

用法：去中医院抓阴药中药配方颗粒制剂，标记 2。一服药两格，晚餐前服用阴药颗粒一格。

22. 过敏性湿疹

【临床表现】 秋夏季节，风疹，有水疱，破后流黄水，脉细数，舌尖有瘀点。

【功效】 阳药祛湿化毒，温补气血；阴药滋阴生津，祛湿排毒。

【阳药处方及用法】

阳药处方：桂枝 10 ～ 15 克，当归 15 ～ 30 克，川芎 5 ～ 10 克，红花 3 ～ 6 克，

炙甘草 10～15 克，干姜 15～30 克，大枣 20～30 克，苍术 10～15 克，麻黄 10～15 克，细辛 10～15 克，全蝎 3～6 克，蜈蚣 3～6 克。

用法：去中医院抓阳药中药配方颗粒制剂，标记 1。一服药两格，早餐后服用阳药颗粒一格。

【阴药处方及用法】

阴药处方：生地黄 15～30 克，赤芍 10～15 克，牡丹皮 10～15 克，紫草 10～15 克，制何首乌 15～30 克，炒蒺藜 15～30 克，白鲜皮 15～30 克，乌梢蛇 15～30 克，金银花 15～30 克，连翘 15～30 克，薏苡仁 15～30 克，黄柏 10～15 克，土茯苓 15～30 克。

用法：去中医院抓阴药中药配方颗粒制剂，标记 2。一服药两格，晚餐前服用阴药颗粒一格。

23. 黄水疮顽症

【临床表现】黄水疮，淋巴肿大发炎。

【功效】阳药清热解毒，温补气血；阴药滋阴生津，祛湿排毒。

【阳药处方及用法】

阳药处方：桂枝 10～15 克，当归 15～30 克，川芎 5～10 克，黄芪 15～30 克，红花 3～6 克，炙甘草 10～15 克，干姜 15～30 克，大枣 15～30 克，白术 15～30 克，三七 3～6 克。

用法：去中医院抓阳药中药配方颗粒制剂，标记 1。一服药两格，早餐后服用阳药颗粒一格。

【阴药处方及用法】

阴药处方：生地黄 15～30 克，赤芍 10～15 克，牡丹皮 10～15 克，紫草 10～15 克，制何首乌 15～30 克，炒蒺藜 15～30 克，白鲜皮 15～30 克，乌梢蛇 15～30 克，土茯苓 15～30 克，葛根 15～30 克。

用法：去中医院抓阴药中药配方颗粒制剂，标记 2。一服药两格，晚餐前服用阴药颗粒一格。

24. 皮肤划痕症

【临床表现】皮肤不仁，夏天瘙痒；舌淡润，脉弱；腰困如折，起立则眩晕。

【功效】阳药养血活血，祛湿排毒；阴药滋阴生津，润燥祛风。

【阳药处方及用法】

阳药处方：桂枝 10～15 克，当归 15～30 克，川芎 5～10 克，红花 3～6 克，炙甘草 10～15 克，干姜 15～30 克，大枣 15～30 克，生黄芪 15～30 克，白术 15～30 克，防风 10～15 克，麻黄 3～6 克，淡附片 6～9 克，细辛 3～6 克，紫苏叶 10～15 克，淫羊藿 10～15 克，盐补骨脂 10～15 克。

用法：去中医院抓阳药中药配方颗粒制剂，标记 1。一服药两格，早餐后服用阳药颗粒一格。

【阴药处方及用法】

阴药处方：赤芍 10～15 克，制何首乌 15～30 克，炒蒺藜 15～30 克，酒乌梢蛇 15～30 克，浮萍 10～15 克，地龙 10～15 克，盐菟丝子 10～15 克，枸杞子 10～15 克，龟甲 15～30 克，蝉蜕 3～6 克，桃仁 10～15 克，火麻仁 10～15 克。

用法：去中医院抓阴药中药配方颗粒制剂，标记 2。一服药两格，晚餐前服用阴药颗粒一格。

25. 月廉（下肢溃疡）

【临床表现】 下肢溃疡，脓水淋漓，浸淫成片，刺痒入心。

【功效】 阳药温补气血，祛湿排毒；阴药滋阴生血，收敛疮口。

【阳药处方及用法】

阳药处方：桂枝 10～15 克，当归 15～30 克，川芎 10～15 克，麻黄 6～12 克，细辛 6～12 克，炙甘草 10～15 克，干姜 15～30 克，大枣 20～30 克，苍术 15～30 克，生黄芪 15～30 克，淫羊藿 15～30 克，补骨脂 15～30 克，三七 3～6 克。

用法：去中医院抓阳药中药配方颗粒制剂，标记 1。一服药两格，早餐后服用阳药颗粒一格。

【阴药处方及用法】

阴药处方：生地黄 15～30 克，赤芍 10～15 克，牡丹皮 10～15 克，紫草 10～15 克，制何首乌 15～30 克，炒蒺藜 15～30 克，白鲜皮 15～30 克，酒乌梢蛇 15～30 克，薏苡仁 15～30 克，白蔹 10～20 克，黄柏 6～12 克，牛膝 9～18 克，苦参 3～6 克，土茯苓 15～30 克。

用法：去中医院抓阴药中药配方颗粒制剂，标记 2。一服药两格，晚餐前服用阴药颗粒一格。

26. 过敏性紫癜痼疾

【临床表现】 皮肤表面出现青紫斑块，发病时瘙痒。

【功效】 阳药养血活血，推陈致新；阴药滋阴生津，清热排毒。

【阳药处方及用法】

阳药处方：桂枝 10～15 克，当归 15～30 克，川芎 10～15 克，麻黄 3～6 克，细辛 3～6 克，炙甘草 10～15 克，干姜 15～30 克，大枣 15～30 克，白术 15～30 克，生黄芪 20～40 克，三七 5～10 克，黑芥穗 5～10 克，皂角刺 10～20 克。

用法：去中医院抓阳药中药配方颗粒制剂，标记 1。一服药两格，早餐后服用阳药

颗粒一格。

【阴药处方及用法】

阴药处方：生地黄 15～30 克，赤芍 10～15 克，牡丹皮 10～15 克，紫草 10～15 克，制何首乌 15～30 克，炒蒺藜 15～30 克，白鲜皮 15～30 克，酒乌梢蛇 15～30 克，薏苡仁 15～30 克，白蔹 10～20 克，地榆 15～30 克，青黛 3～6 克，大蓟 15～30 克。

用法：去中医院抓阴药中药配方颗粒制剂，标记 2。一服药两格，晚餐前服用阴药颗粒一格。

27. 局限性皮肌炎

【临床表现】脉浮弱，舌淡胖，齿痕累累。

【功效】阳药温补气血，化瘀祛风；阴药滋阴生津，消炎散风。

【阳药处方及用法】

阳药处方：桂枝 10～15 克，当归 30～45 克，川芎 10～15 克，桃仁 10～45 克，红花 10～15 克，炙甘草 10～15 克，干姜 15～30 克，大枣 20～30 克，生黄芪 30～45 克，白芥子 10～15 克，红参 10～15 克，淫羊藿 15～30 克，盐补骨脂 15～30 克，降香 10～15 克。

用法：去中医院抓阳药中药配方颗粒制剂，标记 1。一服药两格，早餐后服用阳药颗粒一格。

【阴药处方及用法】

阴药处方：赤芍 10～15 克，制何首乌 15～30 克，蒺藜 15～30 克，酒乌梢蛇 15～30 克，盐菟丝子 15～30 克，枸杞子 15～30 克，炮甲珠 3～6 克，水牛角 15～30 克。

用法：去中医院抓阴药中药配方颗粒制剂，标记 2。一服药两格，晚餐前服用阴药颗粒一格。

28. 狐惑

【临床表现】反复口腔和会阴部溃疡、皮疹，下肢结节红斑，眼部虹膜炎，食管溃疡，小肠或结肠溃疡及关节肿痛等。

【功效】阳药扶阳健脾，散热祛湿；阴药滋阴生津，滋阴肝肾。

【阳药处方及用法】

阳药处方：淡附片 10～15 克，炙甘草 10～15 克，红参 5～10 克，麻黄 3～6 克，细辛 3～6 克，肉桂 5～10 克，桂枝 6～12 克，白术 10～15 克，桔梗 6～12 克，干姜 10～15 克，大枣 10～20 克，淫羊藿 10～20 克。

用法：去中医院抓阳药中药配方颗粒制剂，标记 1。一服药两格，早餐后服用阳药

颗粒一格。

【阴药处方及用法】

阴药处方：生薏苡仁 15～30 克，生地黄 15～30 克，玄参 10～20 克，麦冬 10～20 克，黄柏 6～12 克，苦参 3～6 克，制何首乌 10～15 克，炒蒺藜 10～15 克，白鲜皮 15～30 克，胡黄连 6～12 克，牡丹皮 10～15 克，紫草 10～15 克，牛膝 10～15 克，醋龟甲 15～30 克。

用法：去中医院抓阴药中药配方颗粒制剂，标记 2。一服药两格，晚餐前服用阴药颗粒一格。

第十五章　常见慢性口腔科疾病

1. 自发性口腔溃疡、糜烂性口腔扁平苔藓、疱疹性口炎

【临床表现】口干、口腔黏膜粗糙、口腔疼痛、口腔溃疡、舌头麻木等。

【功效】阳药补火生土，温阳健脾；阴药清胃排毒，滋阴养胃。

【阳药处方及用法】

阳药处方：桂枝 10 ～ 15 克，肉桂 5 ～ 10 克，麻黄 10 ～ 15 克，细辛 10 ～ 15 克，当归 15 ～ 30 克，川芎 5 ～ 10 克，炙甘草 10 克，干姜 15 ～ 30 克，黄芪 15 ～ 30 克。

用法：去中医院抓阳药中药配方颗粒制剂，标记 1。一服药两格，早餐后服用阳药颗粒一格。

【阴药处方及用法】

阴药处方：石膏 15 ～ 30 克，知母 10 ～ 20 克，生地黄 10 ～ 20 克，淡竹叶 10 ～ 20 克，玄参 10 ～ 20 克，麦冬 10 ～ 20 克，天冬 10 ～ 20 克，板蓝根 15 ～ 30 克，芦根 15 ～ 30 克，生甘草 6 ～ 12 克。

用法：去中医院抓阴药中药配方颗粒制剂，标记 2。一服药两格，晚餐前服用阴药颗粒一格。

2. 慢性牙周炎、牙齿松动

【临床表现】牙周脓肿，牙根面龋、口臭等。

【功效】阳药温阳健脾，补肾升阳；阴药滋阴生津，补肾固齿。

【阳药处方及用法】

阳药处方：桂枝 6 ～ 12 克，肉桂 6 ～ 12 克，麻黄 6 ～ 12 克，细辛 6 ～ 12 克，当归 10 ～ 20 克，川芎 6 ～ 12 克，干姜 10 ～ 20 克，炒白术 20 ～ 30 克，淫羊藿 10 ～ 15 克，盐补骨脂 10 ～ 15 克。

用法：去中医院抓阳药中药配方颗粒制剂，标记 1。一服药两格，早餐后服用阳药颗粒一格。

【阴药处方及用法】

阴药处方：生地黄 15 ～ 30 克，麦冬 10 ～ 15 克，玄参 10 ～ 15 克，骨碎补 10 ～ 15 克，盐菟丝子 10 ～ 15 克，茯苓 10 ～ 15 克，泽泻 10 ～ 15 克，野菊花 10 ～ 15 克，槐花 10 ～ 20 克，五味子 10 ～ 15 克，枸杞子 10 ～ 15 克。

用法：去中医院抓阴药中药配方颗粒制剂，标记 2。一服药两格，晚餐前服用阴药

颗粒一格。

3. 慢性牙龈炎

【临床表现】牙龈出血、溢脓等。

【功效】阳药温阳健脾，补肾升阳；阴药清热泻火，补肾健齿。

【阳药处方及用法】

阳药处方：制附子 10～15 克，炙甘草 10～15 克，桂枝 6～12 克，肉桂 6～12 克，麻黄 6～12 克，细辛 6～12 克，当归 10～20 克，川芎 6～12 克，干姜 10～20 克，炒白术 10～20 克，淫羊藿 10～15 克，盐补骨脂 10～15 克，山药 15～30 克。

用法：去中医院抓阳药中药配方颗粒制剂，标记 1。一服药两格，早餐后服用阳药颗粒一格。

【阴药处方及用法】

阴药处方：生地黄 10～20 克，麦冬 10～20 克，玄参 10～20 克，骨碎补 10～20 克，菟丝子 10～20 克，茯苓 10～20 克，泽泻 10～20 克，野菊花 3～6 克，漏芦 10～20 克，黄连 6～12 克，栀子 10～15 克，天冬 10～15 克，柴胡 6～12 克，升麻 6～12 克，白茅根 10～20 克，石斛 15～30 克。

用法：去中医院抓阴药中药配方颗粒制剂，标记 2。一服药两格，晚餐前服用阴药颗粒一格。

4. 慢性牙周炎

【临床表现】牙周脓肿、牙周溢脓、口臭等。

【功效】阳药温阳健脾，补肾升阳；阴药清热泻火，补肾健齿。

【阳药处方及用法】

阳药处方：淡附片 10～15 克，炙甘草 10～15 克，桂枝 6～12 克，肉桂 6～12 克，麻黄 6～12 克，细辛 6～12 克，当归 10～20 克，川芎 6～12 克，干姜 10～20 克，炒白术 10～20 克，淫羊藿 10～15 克，盐补骨脂 10～15 克，山药 15～30 克。

用法：去中医院抓阳药中药配方颗粒制剂，标记 1。一服药两格，早餐后服用阳药颗粒一格。

【阴药处方及用法】

阴药处方：生地黄 15～30 克，麦冬 10～20 克，玄参 10～20 克，骨碎补 10～20 克，盐菟丝子 10～20 克，茯苓 10～20 克，泽泻 10～20 克，野菊花 10～20 克，漏芦 10～20 克，黄连 10～15 克，栀子 10～15 克，天冬 10～15 克，柴胡 10～15 克，升麻 10～15 克，白茅根 10～20 克，天花粉 10～15 克，淡竹叶 10～30 克，生石膏 10～30 克。

用法：去中医院抓阴药中药配方颗粒制剂，标记 2。一服药两格，晚餐前服用阴药

颗粒一格。

5. 复发性口腔溃疡

【临床表现】口腔疼痛，口腔黏膜红肿，口腔异味、发热、淋巴结肿大等。

【功效】阳药温阳健脾，培土敛火；阴药引火归元，滋阴降火。

【阳药处方及用法】

阳药处方：红参 10～15 克，炒白术 10～20 克，炙甘草 10～20 克，干姜 10～15 克，细辛 6～12 克，肉桂 6～12 克，淫羊藿 15～30 克，盐巴戟天 15～30 克，盐补骨脂 15～30 克。

用法：去中医院抓阳药中药配方颗粒制剂，标记 1。一服药两格，早餐后服用阳药颗粒一格。

【阴药处方及用法】

阴药处方：茯苓 10～15 克，枸杞子 10～15 克，盐菟丝子 10～15 克，生地黄 10～15 克，玄参 10～15 克，麦冬 10～15 克，五味子 10～15 克，黄连 3～6 克，土茯苓 15～30 克，槐花 10～20 克，蔓荆子 5～10 克，葛根 15～30 克。

用法：去中医院抓阴药中药配方颗粒制剂，标记 2。一服药两格，晚餐前服用阴药颗粒一格。

6. 狐惑病（白塞综合征）

【临床表现】反复口腔和会阴部溃疡、皮疹、下肢结节红斑、眼部虹膜炎、食管溃疡、小肠或结肠溃疡及关节肿痛等。

【功效】阳药扶阳清湿；阴药燥湿排毒。

【阳药处方及用法】

阳药处方：制附子 10～15 克，甘草 10～15 克，红参 10～15 克，麻黄 6～12 克，细辛 6～12 克，肉桂 6～12 克，桂枝 6～12 克，白术 15～30 克，陈皮 6～12 克，桔梗 6～12 克，干姜 10～15 克，黄芪 15～30 克，五加皮 6～12 克。

用法：去中医院抓阳药中药配方颗粒制剂，标记 1。一服药两格，早餐后服用阳药颗粒一格。

【阴药处方及用法】

阴药处方：生薏苡仁 15～30 克，生地黄 15～30 克，玄参 10～20 克，茯苓 10～20 克，黄柏 6～12 克，苦参 3～6 克，制何首乌 10～15 克，炒蒺藜 10～15 克，白鲜皮 15～30 克，胡黄连 6～12 克，牡丹皮 10～15 克，紫草 10～15 克，牛膝 15～30 克，醋龟甲 15～30 克。

用法：去中医院抓阴药中药配方颗粒制剂，标记 2。一服药两格，晚餐前服用阴药颗粒一格。

7. 暴暗（失音）

【临床表现】突然声哑、声带充血水肿。

【功效】阳药温阳宣肺；阴药滋阴润燥。

【阳药处方及用法】

阳药处方：桂枝 6 ～ 12 克，肉桂 6 ～ 12 克，麻黄 6 ～ 12 克，细辛 6 ～ 12 克，炒白术 10 ～ 15 克，荆芥 20 ～ 30 克，桔梗 6 ～ 12 克，炙甘草 10 ～ 15 克，黄芪 15 ～ 30 克，干姜 10 ～ 15 克。

用法：去中医院抓阳药中药配方颗粒制剂，标记 1。一服药两格，早餐后服用阳药颗粒一格。

【阴药处方及用法】

阴药处方：生石膏 10 ～ 30 克，杏仁 10 ～ 20 克，胖大海 10 ～ 15 克，蝉蜕 6 ～ 9 克，芦根 15 ～ 30 克，天花粉 15 ～ 30 克，玄参 15 ～ 30 克，木蝴蝶 10 ～ 15 克，诃子 10 ～ 15 克，葛根 15 ～ 30 克，罗汉果 5 ～ 10 克。

用法：去中医院抓阴药中药配方颗粒制剂，标记 2。一服药两格，晚餐前服用阴药颗粒一格。

8. 舌肿、舌疮

【临床表现】口舌生疮溃烂，出现局部疼痛。

【功效】阳药扶阳健脾，补益气血；阴药祛湿排毒，滋阴生津。

【阳药处方及用法】

阳药处方：熟地黄 15 ～ 30 克，盐巴戟天 10 ～ 15 克，制附子 10 ～ 15 克，炙甘草 10 ～ 15 克，桂枝 6 ～ 12 克，肉桂 6 ～ 12 克，麻黄 6 ～ 12 克，细辛 6 ～ 12 克，白术 10 ～ 15 克，荆芥 20 ～ 30 克，桔梗 6 ～ 12 克，当归 15 ～ 30 克，川芎 5 ～ 10 克，黄芪 15 ～ 30，干姜 10 ～ 15 克。

用法：去中医院抓阳药中药配方颗粒制剂，标记 1。一服药两格，早餐后服用阳药颗粒一格。

【阴药处方及用法】

阴药处方：生地黄 15 ～ 30 克，猪苓 10 ～ 15 克，玉米须 15 ～ 30 克，麦冬 15 ～ 30 克，茯苓 10 ～ 20 克，五味子 10 ～ 20 克，泽泻 10 ～ 20 克。

用法：去中医院抓阴药中药配方颗粒制剂，标记 2。一服药两格，晚餐前服用阴药颗粒一格。

第十六章　常见慢性眼科疾病

1. 重症肌无力、动眼神经麻痹

【临床表现】上眼睑上举无力，四肢乏力，昼轻夜重或眼球转动受限。

【功效】阳药固本培元，补气升阳；阴药滋阴生血，安心宁神。

【阳药处方及用法】

阳药处方：鹿角胶 3～6 克，紫河车 3～6 克，三七 3～6 克，淡附片 10～15 克，炙甘草 10～15 克，桂枝 6～12 克，肉桂 6～12 克，麻黄 6～12 克，细辛 6～12 克，当归 15～30 克，川芎 10～15 克，白术 10～15 克，干姜 15～30 克，大枣 15～30 克，红参 10～15 克，黄芪 30～60 克，陈皮 6～12 克，桔梗 6～12 克，盐补骨脂 10～15 克，淫羊藿 10～15 克。

用法：去中医院抓阳药中药配方颗粒制剂，标记 1。一服药两格，早餐后服用阳药颗粒一格。

【阴药处方及用法】

阴药处方：熟地黄 10～15 克，生地黄 10～15 克，玄参 10～15 克，麦冬 10～15 克，白芍 10～15 克，炒酸枣仁 10～20 克，升麻 6～12 克，葛根 15～30 克，太子参 10～15 克，盐菟丝子 10～15 克，枸杞子 10～15 克，牡蛎 15～30 克。

用法：去中医院抓阴药中药配方颗粒制剂，标记 2。一服药两格，晚餐前服用阴药颗粒一格。

2. 眼轮匝肌痉挛

【临床表现】眼睑周围肌肉小范围抽搐。

【功效】阳药补益气血，祛风通络；阴药滋阴生津，清肝明目。

【阳药处方及用法】

阳药处方：桂枝 6～12 克，肉桂 6～12 克，麻黄 6～12 克，细辛 6～12 克，当归 15～30 克，川芎 6～12 克，炙甘草 10～15 克，干姜 10～20 克，大枣 15～20 克，淫羊藿 10～15 克，补骨脂 10～15 克，石菖蒲 10～15 克，红花 3～6 克。

用法：去中医院抓阳药中药配方颗粒制剂，标记 1。一服药两格，早餐后服用阳药颗粒一格。

【阴药处方及用法】

阴药处方：生地黄 15～30 克，白芍 10～15 克，菟丝子 10～15 克，茯苓 10～

15 克，泽泻 10～15 克，菊花 10～15 克，决明子 10～15 克，柴胡 5～10 克，升麻 5～10 克，沙苑子 10～15 克，谷精草 10～15 克，枸杞子 10～15 克，天麻 10～15 克，五味子 10～15 克，蝉蜕 6～12 克。

用法：去中医院抓阴药中药配方颗粒制剂，标记 2。一服药两格，晚餐前服用阴药颗粒一格。

3. 睑腺炎

【临床表现】眼睑红、肿、热、痛，严重可见局部化脓。

【功效】阳药温阳健脾，祛风清热；阴药消肿止痛，滋养肝肾。

【阳药处方及用法】

阳药处方：桂枝 6～12 克，肉桂 5～10 克，麻黄 6～12 克，细辛 6～12 克，防风 10～15 克，荆芥 15～30 克，川芎 10～15 克，炙甘草 10～15 克，干姜 15～30 克，黄芪 15～30 克。

用法：去中医院抓阳药中药配方颗粒制剂，标记 1。一服药两格，早餐后服用阳药颗粒一格。

【阴药处方及用法】

阴药处方：生地黄 15～30 克，金银花 10～30 克，赤芍 10～15 克，野菊花 10～15 克，蒲公英 10～15 克，黄芩 10～15 克，柴胡 10～15 克，升麻 10～15 克，天花粉 10～15 克。

用法：去中医院抓阴药中药配方颗粒制剂，标记 2。一服药两格，晚餐前服用阴药颗粒一格。

4. 眼睑缘炎

【临床表现】眼睑皮肤潮红粗糙，或有瘙痒、脱屑样改变。

【功效】阳药祛湿止痒；阴药清热解毒。

【阳药处方及用法】

阳药处方：桂枝 6～12 克，蛇床子 3～6 克，麻黄 6～12 克，细辛 6～12 克，防风 10～15 克，荆芥 15～30 克，白芷 10～15 克，炙甘草 10～15 克，干姜 15～30 克，黄芪 15～30 克。

用法：去中医院抓阳药中药配方颗粒制剂，标记 1。一服药两格，早餐后服用阳药颗粒一格。

【阴药处方及用法】

阴药处方：生地黄 15～30 克，金银花 10～30 克，赤芍 10～15 克，野菊花 10～15 克，蒲公英 10～15 克，黄芩 10～15 克，柴胡 10～15 克，升麻 10～15 克，天花粉 10～15 克，决明子 10～20 克。

用法：去中医院抓阴药中药配方颗粒制剂，标记 2。一服药两格，晚餐前服用阴药颗粒一格。

5. 急性结膜炎

【临床表现】眼红、痛，畏光，流泪，眼屎增多。

【功效】阳药祛风清热；阴药清热解毒。

【阳药处方及用法】

阳药处方：桂枝 6～12 克，蛇床子 3～6 克，麻黄 6～12 克，细辛 6～12 克，防风 10～15 克，荆芥 15～30 克，白芷 10～15 克，炙甘草 10～15 克，干姜 15～30 克，黄芪 15～30 克。

用法：去中医院抓阳药中药配方颗粒制剂，标记 1。一服药两格，早餐后服用阳药颗粒一格。

【阴药处方及用法】

阴药处方：生地黄 15～30 克，金银花 10～30 克，夏枯草 10～15 克，野菊花 10～15 克，蒲公英 10～15 克，黄芩 10～15 克，黄柏 10～15 克，升麻 10～15 克，天花粉 10～15 克，决明子 10～20 克，牛蒡子 10～15 克，连翘 10～15 克，黄连 3～6 克。

用法：去中医院抓阴药中药配方颗粒制剂，标记 2。一服药两格，晚餐前服用阴药颗粒一格。

6. 慢性结膜炎

【临床表现】目痒、灼热、干涩、有异物感，眼睑有沉重感，视力疲劳等。

【功效】阳药温阳健脾，祛风清热；阴药滋阴生津，滋养肝肾。

【阳药处方及用法】

阳药处方：桂枝 6～12 克，羌活 10～15 克，麻黄 6～12 克，细辛 6～12 克，防风 10～15 克，荆芥 15～30 克，白芷 10～15 克，炙甘草 10～15 克，干姜 15～30 克，黄芪 15～30 克。

用法：去中医院抓阳药中药配方颗粒制剂，标记 1。一服药两格，早餐后服用阳药颗粒一格。

【阴药处方及用法】

阴药处方：生地黄 15～30 克，金银花 10～30 克，枳壳 10～15 克，野菊花 10～15 克，蒲公英 10～15 克，黄芩 10～15 克，黄柏 10～15 克，升麻 10～15 克，前胡 10～15 克，决明子 10～20 克，柴胡 10～15 克。

用法：去中医院抓阴药中药配方颗粒制剂，标记 2。一服药两格，晚餐前服用阴药颗粒一格。

7. 角膜溃疡

【临床表现】怕光，流泪，眼痛，角膜上出现灰白色小点或片状浸润。严重时上述症状更加明显，睁不开眼，眼痛难忍，视力减退。

【功效】阳药温阳健脾，祛风清热；阴药清热解毒，滋养肝肾。

【阳药处方及用法】

阳药处方：桂枝6～12克，肉桂10～15克，麻黄6～12克，细辛6～12克，防风10～15克，荆芥15～30克，白芷10～15克，炙甘草10～15克，干姜15～30克，黄芪15～30克，密蒙花10～20克。

用法：去中医院抓阳药中药配方颗粒制剂，标记1。一服药两格，早餐后服用阳药颗粒一格。

【阴药处方及用法】

阴药处方：生地黄15～30克，金银花10～30克，枳壳10～15克，野菊花10～15克，蒲公英10～15克，黄芩10～15克，黄柏10～15克，升麻10～15克，前胡10～15克，决明子10～20克，柴胡10～15克。

用法：去中医院抓阴药中药配方颗粒制剂，标记2。一服药两格，晚餐前服用阴药颗粒一格。

8. 急性充血性青光眼

【临床表现】剧烈眼痛及同侧头痛，虹视，视力下降，严重者仅留眼前指数或光感，常合并恶心、呕吐、发热、寒战、便秘、腹泻等。

【功效】阳药活血祛瘀，祛风清热；阴药滋养生津，清肝明目。

【阳药处方及用法】

阳药处方：桂枝10～15克，白芷6～12克，麻黄6～12克，细辛6～12克，防风10～15克，当归15～30克，川芎5～10克，炙甘草10～15克，干姜15～30克，香附10～20克，淫羊藿15克，山药15～30克。

用法：去中医院抓阳药中药配方颗粒制剂，标记1。一服药两格，早餐后服用阳药颗粒一格。

【阴药处方及用法】

阴药处方：茯苓10～15克，泽泻10～15克，野菊花10～15克，生石膏10～30克，黄芩10～15克，大黄3～6克，柴胡10～15克，升麻10～15克，水牛角15～30克，茺蔚子6～12克，决明子20～30克，黄柏10～15克。

用法：去中医院抓阴药中药配方颗粒制剂，标记2。一服药两格，晚餐前服用阴药颗粒一格。

9. 慢性充血性青光眼

【临床表现】眼前部有轻度或中度睫状体充血，可出现虹视及雾视、眼胀等。

【功效】阳药温补气血；阴药滋养肝肾。

【阳药处方及用法】

阳药处方：桂枝 10～15 克，白芷 6～12 克，麻黄 6～12 克，细辛 6～12 克，防风 10～15 克，当归 15～30 克，川芎 5～10 克，炙甘草 10～15 克，干姜 15～30 克，香附 10～20 克，淫羊藿 10～15 克，山药 15～30 克。

用法：去中医院抓阳药中药配方颗粒制剂，标记 1。一服药两格，早餐后服用阳药颗粒一格。

【阴药处方及用法】

阴药处方：熟地黄 10～20 克，茯苓 10～15 克，泽泻 10～15 克，菊花 10～15 克，天冬 10～30 克，黄芩 10～15 克，柴胡 10～15 克，升麻 10～15 克，知母 10～20 克，黄柏 6～12 克，决明子 15～30 克，山茱萸 10～15 克。

用法：去中医院抓阴药中药配方颗粒制剂，标记 2。一服药两格，晚餐前服用阴药颗粒一格。

10. 单纯性青光眼

【临床表现】多数患者无自觉症状，少数可感头痛、眼胀、视物模糊，可出现眼压升高，视野缺陷和视盘凹陷等。

【功效】阳药温阳健脾，疏风散热；阴药疏肝解郁，清肝明目。

【阳药处方及用法】

阳药处方：桂枝 10～15 克，肉桂 5～10 克，麻黄 6～12 克，细辛 6～12 克，防风 10～15 克，当归 15～30 克，川芎 5～10 克，炙甘草 10～15 克，干姜 15～30 克，黄芪 15～30 克，淫羊藿 10～15 克，山药 15～30 克。

用法：去中医院抓阳药中药配方颗粒制剂，标记 1。一服药两格，早餐后服用阳药颗粒一格。

【阴药处方及用法】

阴药处方：炒青葙子 10～20 克，盐车前子 10～20 克，茺蔚子 6～12 克，酒女贞子 10～20 克，黄芩 10～15 克，天冬 10～15 克，柴胡 10～15 克，升麻 10～15 克，白茅根 10～15 克，山茱萸 10～15 克，决明子 20～30 克，黄柏 10～15 克，枸杞子 10～20 克，菟丝子 10～20 克。

用法：去中医院抓阴药中药配方颗粒制剂，标记 2。一服药两格，晚餐前服用阴药颗粒一格。

11. 玻璃体混浊

【临床表现】患者自觉眼前黑影飘动，就如蚊蝇飞舞，视力有不同程度的减退。

【功效】阳药固本培元，补气生血；阴药滋阴生津，清肝明目。

【阳药处方及用法】

阳药处方：紫河车3～6克，鹿角胶3～6克，鹿角霜3～6克，红参5～10克，三七3～6克，淡附片6～9克，炙甘草6～9克，桂枝6～12克，肉桂6～12克，麻黄6～12克，细辛6～12克，防风10～15克，当归15～30克，川芎10～15克，干姜10～20克，大枣10～15克，淫羊藿10～15克。

用法：去中医院抓阳药中药配方颗粒制剂，标记1。一服药两格，早餐后服用阳药颗粒一格。

【阴药处方及用法】

阴药处方：生地黄15～30克，太子参10～15克，玄参10～15克，茯苓10～15克，泽泻10～15克，五味子10～15克，天冬10～15克，柴胡10～15克，升麻10～15克，白茅根10～15克，决明子20～30克，天麻10～15克，枸杞子10～15克，菟丝子10～15克。

用法：去中医院抓阴药中药配方颗粒制剂，标记2。一服药两格，晚餐前服用阴药颗粒一格。

12. 视神经炎

【临床表现】主要表现为视力急剧下降，甚至发病数日即可降至无光感；眼球转动时眼球后部牵引样疼痛，眼眶深部压痛；瞳孔对光反射迟钝或消失。

【功效】阳药固本培元，祛风清热；阴药清肝明目，滋养肝肾。

【阳药处方及用法】

阳药处方：紫河车3～6克，鹿角胶3～6克，鹿角霜3～6克，红参1～3克，三七3～6克，淡附片6～9克，炙甘草6～9克，桂枝6～12克，肉桂6～12克，麻黄6～12克，细辛6～12克，防风10～15克，当归15～30克，川芎10～15克，干姜10～20克，大枣10～15克，淫羊藿10～15克。

用法：去中医院抓阳药中药配方颗粒制剂，标记1。一服药两格，早餐后服用阳药颗粒一格。

【阴药处方及用法】

阴药处方：生地黄15～30克，太子参10～15克，玄参10～15克，盐车前子10～15克，泽泻10～15克，五味子10～15克，天冬10～15克，柴胡10～15克，栀子10～15克，龙胆草6～12克，决明子10～15克，天麻10～15克，枸杞子10～15克，菟丝子10～15克，熊胆粉0.1～0.2克（单独口服）。

用法：去中医院抓阴药中药配方颗粒制剂，标记 2。一服药两格，晚餐前服用阴药颗粒一格。

13. 视神经萎缩

【临床表现】视力减退、视盘呈灰白色。

【功效】阳药温阳健脾，补养气血；阴药滋养肝肾，清肝明目。

【阳药处方及用法】

阳药处方：红参 5～10 克，三七 3～6 克，桂枝 6～12 克，肉桂 6～12 克，麻黄 6～12 克，细辛 6～12 克，防风 10～15 克，当归 15～30 克，川芎 10～15 克，干姜 10～20 克，大枣 10～15 克，淫羊藿 10～15 克。

用法：去中医院抓阳药中药配方颗粒制剂，标记 1。一服药两格，早餐后服用阳药颗粒一格。

【阴药处方及用法】

阴药处方：生地黄 15～30 克，太子参 10～15 克，玄参 10～15 克，桑葚 10～15 克，黄精 10～15 克，五味子 10～15 克，天冬 10～15 克，柴胡 10～15 克，牡丹皮 10～15 克，菊花 6～12 克，决明子 10～15 克，天麻 10～15 克，枸杞子 10～15 克，菟丝子 10～15 克。

用法：去中医院抓阴药中药配方颗粒制剂，标记 2。一服药两格，晚餐前服用阴药颗粒一格。

14. 慢性泪囊炎

【临床表现】患眼溢泪、溢脓，压迫泪囊部或冲洗泪道时有黏液性或脓性分泌物自泪小点流出。日久泪囊扩张，形成泪囊黏液囊肿。

【功效】阳药温阳健脾，疏风散热；阴药滋阴生津，清肝明目。

【阳药处方及用法】

阳药处方：党参 10～15 克，桂枝 6～12 克，麻黄 6～12 克，细辛 6～12 克，防风 10～15 克，当归 15～30 克，川芎 10～15 克，干姜 10～20 克，大枣 10～15 克，淫羊藿 10～15 克。

用法：去中医院抓阳药中药配方颗粒制剂，标记 1。一服药两格，早餐后服用阳药颗粒一格。

【阴药处方及用法】

阴药处方：生地黄 15～30 克，太子参 10～15 克，丹参 10～15 克，鱼腥草 10～15 克，黄精 10～15 克，五味子 10～15 克，天冬 10～15 克，葛根 15～30 克，菊花 6～12 克，决明子 10～15 克，枸杞子 10～15 克，菟丝子 10～15 克。

用法：去中医院抓阴药中药配方颗粒制剂，标记 2。一服药两格，晚餐前服用阴药

颗粒一格。

15. 白涩症（结膜干燥综合征）

【临床表现】眼睛干涩，有灼痛感，眼屎较多，有眼酸、眼痒、怕光和视力减退等症状。

【功效】阳药温阳健脾，补益气血；阴药滋养生津，润肝明目。

【阳药处方及用法】

阳药处方：党参10～15克，桂枝6～12克，麻黄6～12克，细辛6～12克，防风10～15克，当归15～30克，川芎10～15克，山药10～20克，大枣10～15克，淫羊藿10～15克。

用法：去中医院抓阳药中药配方颗粒制剂，标记1。一服药两格，早餐后服用阳药颗粒一格。

【阴药处方及用法】

阴药处方：生地黄15～30克，太子参10～15克，丹参10～15克，玉竹10～15克，黄精10～15克，五味子10～15克，天冬10～15克，葛根15～30克，山茱萸10～20克，决明子10～15克，枸杞子10～15克，菟丝子10～15克。

用法：去中医院抓阴药中药配方颗粒制剂，标记2。一服药两格，晚餐前服用阴药颗粒一格。

16. 近视

【临床表现】视力降低，长时间的近距离工作或阅读，会产生视觉疲劳现象，有眼睑沉重，眼胀头痛，恶心，眼干涩等症状。

【功效】阳药温阳健脾，补气升阳；阴药滋养生津，润肝明目。

【阳药处方及用法】

阳药处方：党参15～30克，桂枝6～12克，麻黄6～12克，细辛6～12克，当归15～30克，川芎10～15克，山药15～30克，黄芪15～30克，大枣10～15克，淫羊藿10～15克。

用法：去中医院抓阳药中药配方颗粒制剂，标记1。一服药两格，早餐后服用阳药颗粒一格。

【阴药处方及用法】

阴药处方：生地黄15～30克，太子参10～15克，丹参10～15克，升麻10～15克，黄精10～15克，五味子10～15克，天冬10～15克，葛根15～30克，山茱萸10～20克，决明子10～15克，枸杞子10～15克，菟丝子10～15克。

用法：去中医院抓阴药中药配方颗粒制剂，标记2。一服药两格，晚餐前服用阴药颗粒一格。

17. 老视（老花眼）

【临床表现】视近物困难，视力疲劳，阅读或近距离工作过久时，出现眼困胀，看字迹模糊及头痛等症状，随着年龄的增加，尽管将注视目标尽量放远，也无法看清。

【功效】阳药温阳健脾，补益气血；阴药滋养生津，润肝明目。

【阳药处方及用法】

阳药处方：党参 10～15 克，桂枝 6～12 克，麻黄 6～12 克，细辛 6～12 克，三七 3～6 克，当归 15～30 克，川芎 10～15 克，山药 10～20 克，黄芪 15～30 克，大枣 10～15 克，淫羊藿 10～15 克，盐补骨脂 10～15 克。

用法：去中医院抓阳药中药配方颗粒制剂，标记 1。一服药两格，早餐后服用阳药颗粒一格。

【阴药处方及用法】

阴药处方：生地黄 15～30 克，太子参 10～15 克，丹参 10～15 克，玉竹 10～15 克，黄精 10～15 克，五味子 10～15 克，天冬 10～15 克，葛根 15～30 克，山茱萸 10～20 克，决明子 10～15 克，枸杞子 10～15 克，菟丝子 10～15 克。

用法：去中医院抓阴药中药配方颗粒制剂，标记 2。一服药两格，晚餐前服用阴药颗粒一格。

18. 视力疲劳

【临床表现】视力逐渐下降，久视后视力模糊，眼睛困倦。

【功效】阳药温阳健脾，补益气血；阴药滋养生津，润肝明目。

【阳药处方及用法】

阳药处方：党参 10～15 克，桂枝 6～12 克，麻黄 6～12 克，细辛 6～12 克，三七 3～6 克，当归 15～30 克，川芎 10～15 克，黄芪 15～30 克，山药 10～20 克，大枣 10～15 克，淫羊藿 10～15 克。

用法：去中医院抓阳药中药配方颗粒制剂，标记 1。一服药两格，早餐后服用阳药颗粒一格。

【阴药处方及用法】

阴药处方：熟地黄 15～30 克，太子参 10～15 克，丹参 10～15 克，菊花 10～15 克，黄精 10～15 克，五味子 10～15 克，天冬 10～15 克，葛根 15～30 克，山茱萸 10～20 克，决明子 10～15 克，枸杞子 10～15 克，菟丝子 10～15 克。

用法：去中医院抓阴药中药配方颗粒制剂，标记 2。一服药两格，晚餐前服用阴药颗粒一格。

19. 眼底动脉硬化

【临床表现】眼底动脉发生透明度降低，血管变细，反光性强，颜色变淡，分支成锐角，血管平直，动静脉交叉压迹。

【功效】阳药温阳健脾，补益气血；阴药滋养生津，润肝明目。

【阳药处方及用法】

阳药处方：党参 10～15 克，桂枝 6～12 克，麻黄 6～12 克，细辛 6～12 克，三七 3～6 克，当归 15～30 克，黄芪 15～30 克，川芎 10～15 克，山药 10～20 克，大枣 10～15 克，淫羊藿 10～15 克。

用法：去中医院抓阳药中药配方颗粒制剂，标记 1。一服药两格，早餐后服用阳药颗粒一格。

【阴药处方及用法】

阴药处方：生地黄 15～30 克，蝉蜕 6～12 克，丹参 10～15 克，菊花 10～15 克，黄精 10～15 克，五味子 10～15 克，天冬 10～15 克，葛根 15～30 克，山茱萸 10～20 克，天麻 10～15 克，枸杞子 10～15 克，菟丝子 10～15 克。

用法：去中医院抓阴药中药配方颗粒制剂，标记 2。一服药两格，晚餐前服用阴药颗粒一格。

20. 角膜炎

【临床表现】眼睛有异物感，伴有刺痛甚至灼烧感；球结膜表面混合性充血，伴有怕光、流泪、视力障碍和分泌物增加等症状。

【功效】阳药温阳健脾，补益气血；阴药滋养生津，润肝明目。

【阳药处方及用法】

阳药处方：党参 10～15 克，桂枝 6～12 克，麻黄 6～12 克，细辛 6～12 克，防风 10～15 克，当归 15～30 克，川芎 10～15 克，山药 10～20 克，黄芪 15～30 克，白芷 10～15 克，淫羊藿 10～15 克。

用法：去中医院抓阳药中药配方颗粒制剂，标记 1。一服药两格，早餐后服用阳药颗粒一格。

【阴药处方及用法】

阴药处方：生地黄 15～30 克，太子参 10～15 克，丹参 10～15 克，大青叶 10～15 克，黄精 10～15 克，天冬 10～15 克，葛根 15～30 克，山茱萸 10～20 克，决明子 10～15 克，槐花 10～20 克，白芍 10～15 克。

用法：去中医院抓阴药中药配方颗粒制剂，标记 2。一服药两格，晚餐前服用阴药颗粒一格。

21. 中心性视网膜脉络膜炎

【临床表现】正前方视物泛暗，视力下降，或有视物变形，视大为小，视正反歪，对物体的颜色也有色差感，常伴视力减退。

【功效】阳药温阳健脾，引火归元。阴药清热泻火，疏肝明目。

【阳药处方及用法】

阳药处方：熟地黄 10～20 克，盐巴戟天 10～20 克，肉桂 5～10 克，桂枝 10～15 克，麻黄 6～12 克，黄芪 15～30 克，淫羊藿 10～15 克，补骨脂 10～15 克。

用法：去中医院抓阳药中药配方颗粒制剂，标记 1。一服药两格，早餐后服用阳药颗粒一格。

【阴药处方及用法】

阴药处方：黄芩 10～20 克，黄连 3～6 克，泽泻 10～20 克，柴胡 6～12 克，黄柏 6～12 克，盐车前子 10～15 克，丹参 10～20 克，茯苓 10～15 克，大黄 6～12 克。

用法：去中医院抓阴药中药配方颗粒制剂，标记 2。一服药两格，晚餐前服用阴药颗粒一格。

22. 视网膜色素变性

【临床表现】本病最早可出现夜盲症，常始于儿童或青少年时期，且多发生在眼底有可见病变之前。开始时轻，随年龄增加而逐渐加重。

【功效】阳药温阳健脾，引火归元；阴药滋阴生津，滋养肝肾。

【阳药处方及用法】

阳药处方：熟地黄 10～30 克，盐巴戟天 15～30 克，肉桂 5～10 克，桂枝 10～15 克，细辛 6～12 克，麻黄 6～12 克，黄芪 15～30 克，淫羊藿 15～30 克，盐补骨脂 15～30 克。

用法：去中医院抓阳药中药配方颗粒制剂，标记 1。一服药两格，早餐后服用阳药颗粒一格。

【阴药处方及用法】

阴药处方：生地黄 15～30 克，太子参 10～15 克，丹参 10～15 克，菊花 10～15 克，黄精 10～15 克，天冬 10～15 克，葛根 15～30 克，山茱萸 10～20 克，决明子 10～15 克，泽泻 10～15 克，茯苓 10～15 克。

用法：去中医院抓阴药中药配方颗粒制剂，标记 2。一服药两格，晚餐前服用阴药颗粒一格。

23. 眼底出血

【临床表现】突然眼前一片漆黑，仅见手动或仅有光感，或骤然间眼前如有圆形黑影遮住，不随眼转动而漂浮，正中方向注视物体完全不见，两旁物体则模糊不见。

【功效】阳药温阳健脾，引火归元；阴药滋阴生津，收敛止血。

【阳药处方及用法】

阳药处方：熟地黄 10～30 克，盐巴戟天 15～30 克，肉桂 5～10 克，桂枝 10～15 克，细辛 6～12 克，麻黄 6～12 克，黄芪 15～30 克，淫羊藿 15～30 克，补骨脂 15～30 克，荆芥 15～30 克，沉香 3～6 克。

用法：去中医院抓阳药中药配方颗粒制剂，标记 1。一服药两格，早餐后服用阳药颗粒一格。

【阴药处方及用法】

阴药处方：生地黄 15～30 克，白及 10～15 克，丹参 10～15 克，菊花 10～15 克，黄芩 10～15 克，天冬 10～15 克，葛根 15～30 克，山茱萸 10～20 克，决明子 10～15 克，泽泻 10～15 克，茯苓 10～15 克。

用法：去中医院抓阴药中药配方颗粒制剂，标记 2。一服药两格，晚餐前服用阴药颗粒一格。

24. 视网膜中央动脉栓塞

【临床表现】外眼正常，突发性、无痛性单侧视力急剧丧失，甚至无光感。

【功效】阳药活血化瘀；阴药清肝明目。

【阳药处方及用法】

阳药处方：白术 10～15 克，桂枝 6～12 克，三七 3～6 克，麻黄 6～12 克，细辛 6～12 克，防风 10～15 克，当归 10～20 克，川芎 5～10 克，黄芪 15～30 克，党参 10～15 克，荆芥 10～20 克，淫羊藿 10～20 克。

用法：去中医院抓阳药中药配方颗粒制剂，标记 1。一服药两格，早餐后服用阳药颗粒一格。

【阴药处方及用法】

阴药处方：生地黄 15～30 克，麦冬 10～15 克，玄参 10～15 克，茯苓 10～15 克，泽泻 10～15 克，菊花 10～15 克，木贼 10～15 克，黄芩 10～15 克，天冬 10～15 克，柴胡 10～15 克，升麻 10～15 克，白茅根 10～15 克，决明子 10～20 克，赤芍 10～15 克，蝉蜕 6～12 克。

用法：去中医院抓阴药中药配方颗粒制剂，标记 2。一服药两格，晚餐前服用阴药颗粒一格。

25. 暴盲

【临床表现】视力突然急剧下降，眼睛疼痛，头痛、恶心、呕吐等。

【功效】阳药化瘀通络；阴药滋阴肝肾。

【阳药处方及用法】

阳药处方：当归 15～30 克，川芎 10～15 克，桃仁 20～30 克，红花 10～15 克，枸杞子 15～30 克，淫羊藿 15～30 克，五味子 10～15 克，天麻 10～15 克，补骨脂 10～15 克，石菖蒲 10～15 克。

用法：去中医院抓阳药中药配方颗粒制剂，标记 1。一服药两格，早餐后服用阳药颗粒一格。

【阴药处方及用法】

阴药处方：车前子 10～15 克，决明子 10～15 克，丹参 15～30 克，活磁石 15～30 克，夜明砂 10～15 克，枸杞子 10～15 克，菟丝子 10～15 克，覆盆子 10～15 克。

用法：去中医院抓阴药中药配方颗粒制剂，标记 2。一服药两格，晚餐前服用阴药颗粒一格。

26. 散光

【临床表现】 视力模糊或减退、眼睛疲劳，严重时可能发生斜颈、头痛。

【功效】 阳药温阳健脾，补养升阳；阴药滋养肝肾，清肝明目。

【阳药处方及用法】

阳药处方：熟地黄 15～30 克，鹿角胶 3～6 克，紫河车 3～6 克，鹿角霜 6～9 克，红参 10～15 克，枸杞子 15～30 克，淫羊藿 15～30 克，补骨脂 15～30 克。

用法：去中医院抓阳药中药配方颗粒制剂，标记 1。一服药两格，早餐后服用阳药颗粒一格。

【阴药处方及用法】

阴药处方：枸杞子 10～15 克，菟丝子 10～15 克，决明子 15～30 克，山茱萸 15～30 克，生龙骨 15～30 克，牡蛎 15～30 克，楮实子 10～15 克，核桃仁 15～30 克，五味子 10～20 克。

用法：去中医院抓阴药中药配方颗粒制剂，标记 2。一服药两格，晚餐前服用阴药颗粒一格。

27. 结膜炎（红眼病）

【临床表现】 结膜充血、眼部疼痛，流泪。

【功效】 阳药温肾健脾，疏风散热；阴药清热解毒，清肝明目。

【阳药处方及用法】

阳药处方：肉桂 5～10 克，桂枝 10～15 克，细辛 10～15 克，桔梗 10～15 克，陈皮 10～15 克，甘草 10～15 克，薄荷 15～30 克，荆芥 15～30 克，党参 10～15 克，僵蚕 5～10 克。

用法：去中医院抓阳药中药配方颗粒制剂，标记 1。一服药两格，早餐后服用阳药

颗粒一格。

【阴药处方及用法】

阴药处方：板蓝根 15～30 克，金银花 15～30 克，连翘 15～30 克，玄参 15～30 克，生石膏 15～60 克，黄芩 10～15 克，黄连 10～15 克，牡丹皮 10～15 克，紫草 10～15 克，柴胡 10～15 克，升麻 10～15 克，马勃 10～15 克，牛蒡子 10～15 克，大黄 10～15 克，甘草 10～15 克，蝉蜕 3～6 克。

用法：去中医院抓阴药中药配方颗粒制剂，标记 2。一服药两格，晚餐前服用阴药颗粒一格。

28. 夜盲

【临床表现】夜间或光线昏暗处视物不清或失明。

【功效】阳药健脾补肾，补气生血；阴药滋阴降火，润肝明目。

【阳药处方及用法】

阳药处方：熟地黄 15～30 克，鹿角胶 3～6 克，鹿角霜 6～12 克，枸杞子 15～30 克，淫羊藿 15～30 克，巴戟天 15～30 克，山药 10～15 克，当归 15～30 克，川芎 10～15 克，苍术 10～15 克，干姜 10～15 克，石菖蒲 10～15 克，补骨脂 10～15 克。

用法：去中医院抓阳药中药配方颗粒制剂，标记 1。一服药两格，早餐后服用阳药颗粒一格。

【阴药处方及用法】

阴药处方：茯苓 10～15 克，牡丹皮 10～15 克，山茱萸 10～15 克，泽泻 10～15 克，菊花 10～15 克，柴胡 10～15 克，白芍 10～15 克，栀子 10～15 克，夜明砂 10～15 克，生地黄 15～30 克，骨碎补 10～15 克，菟丝子 10～15 克。

用法：去中医院抓阴药中药配方颗粒制剂，标记 2。一服药两格，晚餐前服用阴药颗粒一格。

29. 中心视网膜发炎

【临床表现】视力下降，视物变形或视野受损。

【功效】阳药补益肝肾，疏风散热；阴药滋阴生津，清肝明目。

【阳药处方及用法】

阳药处方：荆芥 10～15 克，麻黄 6～12 克，薄荷 5～10 克，砂仁 10～15 克，山药 10～20 克，红参 5～10 克，熟地黄 10～20 克，补骨脂 10～15 克，淫羊藿 10～15 克，巴戟天 10～15 克，石菖蒲 6～12 克。

用法：去中医院抓阳药中药配方颗粒制剂，标记 1。一服药两格，早餐后服用阳药颗粒一格。

【阴药处方及用法】

阴药处方：沉香 3～6 克，茯苓 10～15 克，泽泻 10～15 克，牛膝 10～15 克，菟丝子 15～30 克，枸杞子 15～30 克，决明子 10～20 克。

用法：去中医院抓阴药中药配方颗粒制剂，标记 2。一服药两格，晚餐前服用阴药颗粒一格。

30. 老年性白内障

【临床表现】视力下降，屈光改变，复视或多视。

【功效】阳药固本培元，补肝益肾；阴药滋阴生津，清肝明目。

【阳药处方及用法】

阳药处方：淡附片 6～9 克，炙甘草 6～9 克，熟地黄 15～30 克，肉桂 5～10 克，紫河车 3～6 克，鹿角胶 3～6 克，三七 3～6 克，鹿角霜 6～12 克，山药 10～20 克，红参 5～10 克，补骨脂 10～15 克，淫羊藿 10～15 克，巴戟天 10～15 克，石菖蒲 6～12 克，川芎 10～15 克，当归 15～30 克。

用法：去中医院抓阳药中药配方颗粒制剂，标记 1。一服药两格，早餐后服用阳药颗粒一格。

【阴药处方及用法】

阴药处方：丹参 10～15 克，沙苑子 10～15 克，决明子 10～15 克，谷精草 10～15 克，茯苓 10～15 克，泽泻 10～15 克，牛膝 10～15 克，柴胡 6～9 克，蝉蜕 6～9 克，夜明砂 10～15 克，蒲公英 15～30 克，石决明 15～30 克，制何首乌 10～15 克，蒺藜 10～15 克，菟丝子 10～15 克，枸杞子 15～30 克。

用法：去中医院抓阴药中药配方颗粒制剂，标记 2。一服药两格，晚餐前服用阴药颗粒一格。

第十七章　常见慢性耳鼻喉科疾病

1. 鼻窦炎

【临床表现】鼻塞或重或轻，鼻涕黏白，稍遇冷风刺激则鼻塞加重，嗅觉减退，头昏头胀，自汗畏风。

【功效】阳药温阳健脾，宣肺通窍；阴药燥湿化痰，滋养肝肾。

【阳药处方及用法】

阳药处方：麻黄6～12克，细辛6～12克，红参5～10克，干姜10～30克，淫羊藿10～15克，补骨脂10～15克，黄芪15～30克，苍耳子10～15克，川芎6～12克，防风10～15克，辛夷6～12克，沉香3～6克。

用法：去中医院抓阳药中药配方颗粒制剂，标记1。一服药两格，早餐后服用阳药颗粒一格。

【阴药处方及用法】

阴药处方：决明子10～20克，牡蛎15～30克，路路通10～15克，茯苓10～15克，泽泻10～20克，鱼腥草15～30克，槐花10～20克。

用法：去中医院抓阴药中药配方颗粒制剂，标记2。一服药两格，晚餐前服用阴药颗粒一格。

2. 慢性鼻窦炎

【临床表现】长期鼻塞，流涕，头面部胀痛，嗅觉障碍。

【功效】阳药温阳健脾，宣肺通窍；阴药燥湿化痰，滋养肝肾。

【阳药处方及用法】

阳药处方：淡附片10～15克，炙甘草10～15克，麻黄6～12克，细辛6～12克，红参5～10克，干姜10～30克，淫羊藿10～15克，补骨脂10～15克，黄芪15～30克，白术10～15克，川芎6～12克，防风10～15克。

用法：去中医院抓阳药中药配方颗粒制剂，标记1。一服药两格，早餐后服用阳药颗粒一格。

【阴药处方及用法】

阴药处方：枸杞子15～30克，生地黄15～30克，菟丝子15～30克，牡蛎15～30克，黄精15～30克，天冬15～30克，丹参10～20克，麦冬10～20克，泽泻10～20克，鱼腥草15～30克。

用法：去中医院抓阴药中药配方颗粒制剂，标记 2。一服药两格，晚餐前服用阴药颗粒一格。

3. 口腔炎、扁桃体炎

【临床表现】口舌生疮，疼痛剧烈，吞咽困难，口干口臭，口渴引饮，便秘溲黄。

【功效】阳药温阳健脾，疏风散热；阴药清热解毒，滋阴生津。

【阳药处方及用法】

阳药处方：丁香 5～10 克，荆芥 10～20 克，麻黄 6～12 克，细辛 6～12 克，党参 10～15 克，干姜 10～30 克，淫羊藿 10～15 克，补骨脂 10～15 克，黄芪 15～30 克，炒白术 10～15 克，川芎 6～12 克，薄荷 10～15 克。

用法：去中医院抓阳药中药配方颗粒制剂，标记 1。一服药两格，早餐后服用阳药颗粒一格。

【阴药处方及用法】

阴药处方：板蓝根 15～30 克，生地黄 15～30 克，金银花 15～30 克，牡蛎 15～30 克，绞股蓝 10～15 克，柴胡 10～20 克，大青叶 6～12 克，麦冬 10～20 克，泽泻 10～20 克，蒲公英 15～30 克。

用法：去中医院抓阴药中药配方颗粒制剂，标记 2。一服药两格，晚餐前服用阴药颗粒一格。

4. 声带小结

【临床表现】颈部痰核，结聚日久，按之扪手，不红不痛，但不碍饮食与呼吸。

【功效】阳药温阳健脾，理气活血；阴药燥湿化痰，化痰散结。

【阳药处方及用法】

阳药处方：丁香 5～10 克，荆芥 10～20 克，麻黄 6～12 克，细辛 6～12 克，党参 10～15 克，干姜 10～30 克，淫羊藿 10～15 克，补骨脂 10～15 克，黄芪 15～30 克，白术 10～15 克，川芎 6～12 克，五加皮 6～12 克，肉桂 6～12 克。

用法：去中医院抓阳药中药配方颗粒制剂，标记 1。一服药两格，早餐后服用阳药颗粒一格。

【阴药处方及用法】

阴药处方：赤芍 10～20 克，炒僵蚕 10～20 克，煅海浮石 15～30 克，牡蛎 15～30 克，昆布 10～20 克，浙贝母 10～20 克，橘核 10～20 克，郁金 10～20 克，夏枯草 10～20 克，蒲公英 15～30 克。

用法：去中医院抓阴药中药配方颗粒制剂，标记 2。一服药两格，晚餐前服用阴药颗粒一格。

5. 急性喉炎

【临床表现】声嘶日久，谈话费力，喉内异物或有痰黏着感，常需清嗓，胸闷不舒。

【功效】阳药温阳健脾，理气活血；阴药燥湿化痰，化痰散结。

【阳药处方及用法】

阳药处方：丁香 5～10 克，荆芥 10～20 克，麻黄 6～12 克，细辛 6～12 克，党参 10～15 克，干姜 10～30 克，桔梗 10～15 克，陈皮 10～15 克，黄芪 15～30 克，白术 10～15 克，川芎 6～12 克，五加皮 6～12 克，肉桂 6～12 克。

用法：去中医院抓阳药中药配方颗粒制剂，标记 1。一服药两格，早餐后服用阳药颗粒一格。

【阴药处方及用法】

阴药处方：瓜蒌皮 10～20 克，炒僵蚕 10～20 克，煅海浮石 15～30 克，西瓜霜 0.5～1.0 克（单独喷雾治疗），薄荷 10～20 克，郁金 10～20 克，胖大海 10～20 克，罗汉果 10～20 克。

用法：去中医院抓阴药中药配方颗粒制剂，标记 2。一服药两格，晚餐前服用阴药颗粒一格。

6. 慢性喉炎

【临床表现】声嘶，声带小结或有息肉。

【功效】阳药温阳健脾，理气活血；阴药化痰开音，滋阴润喉。

【阳药处方及用法】

阳药处方：丁香 5～10 克，荆芥 10～20 克，麻黄 6～12 克，细辛 6～12 克，党参 10～15 克，干姜 10～30 克，当归 10～20 克，陈皮 10～15 克，黄芪 15～30 克，白术 10～15 克，川芎 6～12 克，五加皮 6～12 克，肉桂 6～12 克。

用法：去中医院抓阳药中药配方颗粒制剂，标记 1。一服药两格，早餐后服用阳药颗粒一格。

【阴药处方及用法】

阴药处方：桃仁 10～20 克，柴胡 6～12 克，白芍 10～20 克，生地黄 10～20 克，玄参 10～20 克，郁金 10～20 克，天冬 10～20 克，麦冬 10～20 克，胖大海 10～20 克，罗汉果 10～20 克。

用法：去中医院抓阴药中药配方颗粒制剂，标记 2。一服药两格，晚餐前服用阴药颗粒一格。

7. 急性咽炎

【临床表现】咽喉肿痛，发热，恶寒，咳嗽痰黄。

【功效】阳药温阳健脾，疏风清热；阴药滋阴生津，滋阴润咽。

【阳药处方及用法】

阳药处方：丁香5～10克，荆芥10～20克，麻黄6～12克，细辛6～12克，党参10～15克，干姜10～30克，薄荷10～20克，陈皮10～15克，黄芪15～30克，白术10～15克，川芎6～12克，五加皮6～12克，防风10～20克。

用法：去中医院抓阳药中药配方颗粒制剂，标记1。一服药两格，早餐后服用阳药颗粒一格。

【阴药处方及用法】

阴药处方：金银花10～20克，柴胡6～12克，白芍10～15克，生地黄10～20克，玄参10～20克，郁金10～20克，蒲公英10～30克，桑白皮10～20克，牛蒡子10～15克，浙贝母10～15克。

用法：去中医院抓阴药中药配方颗粒制剂，标记2。一服药两格，晚餐前服用阴药颗粒一格。

8. 慢性咽炎

【临床表现】咽喉疼痛，连及耳根，张口困难，咳痰黄稠，心烦失眠。

【功效】阳药温阳健脾，行气开郁；阴药祛痰化浊，滋阴润咽。

【阳药处方及用法】

阳药处方：丁香5～10克，麻黄6～12克，细辛6～12克，党参10～15克，干姜10～30克，当归10～20克，陈皮10～15克，黄芪15～30克，白术10～15克，川芎6～12克，五加皮6～12克，防风10～20克。

用法：去中医院抓阳药中药配方颗粒制剂，标记1。一服药两格，早餐后服用阳药颗粒一格

【阴药处方及用法】

阴药处方：金银花10～20克，柴胡6～12克，合欢花10～15克，生地黄10～20克，玄参10～20克，郁金10～20克，蒲公英10～30克，玫瑰花6～12克，牛蒡子10～15克，麦冬10～15克。

用法：去中医院抓阴药中药配方颗粒制剂，标记2。一服药两格，晚餐前服用阴药颗粒一格。

9. 突然耳聋

【临床表现】耳鸣如蝉，耳聋时轻时重，多在情志抑郁或暴怒后加重。口苦咽干，心烦易怒，夜寐不宁。

【功效】阳药温阳健脾，开郁通窍；阴药清肝泻火，滋阴生津。

【阳药处方及用法】

阳药处方：淡附片 10～15 克，炙甘草 10～15 克，丁香 5～10 克，麻黄 6～12 克，细辛 6～12 克，党参 10～15 克，石菖蒲 10～20 克，当归 10～20 克，陈皮 10～15 克，黄芪 15～30 克，白术 10～15 克，川芎 6～12 克，五加皮 6～12 克，肉桂 10～20 克。

用法：去中医院抓阳药中药配方颗粒制剂，标记 1。一服药两格，早餐后服用阳药颗粒一格。

【阴药处方及用法】

阴药处方：黄芩 10～20 克，柴胡 6～12 克，栀子 10～15 克，生地黄 10～20 克，玄参 10～20 克，郁金 10～20 克，葛根 10～30 克，炒僵蚕 10～20 克，炒酸枣仁 10～20 克，蔓荆子 10～15 克，地龙 6～12 克。

用法：去中医院抓阴药中药配方颗粒制剂，标记 2。一服药两格，晚餐前服用阴药颗粒一格。

10. 慢性扁桃体炎

【临床表现】扁桃体肥大，咽喉不适；或声音嘶哑，咽喉咳嗽不顺畅；或咽喉微痛，干咳无痰，喉核肥大，潮红。

【功效】阳药温阳健脾，开郁通窍；阴药清利咽喉，滋润三焦。

【阳药处方及用法】

阳药处方：丁香 5～10 克，麻黄 6～12 克，细辛 6～12 克，党参 10～15 克，桂枝 6～12 克，当归 10～20 克，陈皮 10～15 克，黄芪 15～30 克，白术 10～15 克，川芎 6～12 克，五加皮 6～12 克，化橘红 6～12 克。

用法：去中医院抓阳药中药配方颗粒制剂，标记 1。一服药两格，早餐后服用阳药颗粒一格。

【阴药处方及用法】

阴药处方：黄芩 10～20 克，柴胡 6～12 克，栀子 10～15 克，生地黄 10～20 克，玄参 10～20 克，郁金 10～20 克，天冬 10～20 克，麦冬 10～20 克，蒲公英 15～30 克，浙贝母 10～20 克。

用法：去中医院抓阴药中药配方颗粒制剂，标记 2。一服药两格，晚餐前服用阴药颗粒一格。

11. 梅核气

【临床表现】咽喉中有异物感，吞之不下，吐之不出。

【功效】阳药温阳健脾，行气散结；阴药清利咽喉，滋阴润肺。

【阳药处方及用法】

阳药处方：丁香5～10克，紫苏子6～12克，厚朴6～12克，党参10～15克，法半夏10～15克，当归10～20克，陈皮10～15克，黄芪15～30克，白术10～15克，川芎6～12克，旋覆花10～20克，化橘红6～12克。

用法：去中医院抓阳药中药配方颗粒制剂，标记1。一服药两格，早餐后服用阳药颗粒一格。

【阴药处方及用法】

阴药处方：黄芩10～20克，柴胡6～12克，栀子10～15克，生地黄10～20克，玄参10～20克，郁金10～20克，天冬10～20克，麦冬10～20克，蒲公英15～30克，赭石15～30克。

用法：去中医院抓阴药中药配方颗粒制剂，标记2。一服药两格，晚餐前服用阴药颗粒一格。

12. 过敏性鼻炎

【临床表现】鼻痒，打喷嚏，流鼻涕，鼻塞，遇风加重。

【功效】阳药温阳健脾，散寒通窍；阴药清肠排毒，滋阴润肺。

【阳药处方及用法】

阳药处方：丁香5～10克，豆蔻6～12克，厚朴6～12克，苍耳子10～15克，白芷6～12克，当归10～20克，辛夷6～12克，黄芪15～30克，白术10～15克，川芎6～12克，花椒6～12克，化橘红6～12克，盐补骨脂10～20克，盐小茴香6～12克。

用法：去中医院抓阳药中药配方颗粒制剂，标记1。一服药两格，早餐后服用阳药颗粒一格。

【阴药处方及用法】

阴药处方：黄芩10～20克，柴胡6～12克，栀子10～15克，生地黄10～20克，玄参10～20克，郁金10～20克，天冬10～20克，麦冬10～20克，五味子10～20克，黄柏6～12克。

用法：去中医院抓阴药中药配方颗粒制剂，标记2。一服药两格，晚餐前服用阴药颗粒一格。

13. 慢性鼻炎

【临床表现】交替性鼻塞，经久不愈。

【功效】阳药温阳健脾，散寒通窍；阴药清肠排毒，滋阴润肺。

【阳药处方及用法】

阳药处方：制附子10～15克，炙甘草10～15克，干姜10～15克，丁香5～10克，豆蔻6～12克，广藿香10～20克，苍耳子10～15克，白芷6～12克，当归

10～20克，辛夷6～12克，黄芪15～30克，白术10～15克，川芎6～12克，花椒6～12克，石菖蒲6～12克，盐补骨脂10～20克，盐小茴香6～12克。

用法：去中医院抓阳药中药配方颗粒制剂，标记1。一服药两格，早餐后服用阳药颗粒一格。

【阴药处方及用法】

阴药处方：黄芩10～20克，柴胡6～12克，蒲公英10～20克，生地黄10～20克，玄参10～20克，郁金10～20克，天冬10～20克，麦冬10～20克，五味子10～20克，丹参10～20克。

用法：去中医院抓阴药中药配方颗粒制剂，标记2。一服药两格，晚餐前服用阴药颗粒一格。

14. 耳源性眩晕

【临床表现】眩晕，胸闷，呕恶，半夜甚。

【功效】阳药温阳健脾，活血化瘀；阴药滋阴生津，熄风止眩。

【阳药处方及用法】

阳药处方：丁香5～10克，豆蔻6～12克，红参5～10克，桂枝6～12克，白芷6～12克，当归10～20克，法半夏10～20克，黄芪15～30克，白术10～15克，川芎6～12克，三七2～6克，陈皮6～12克，盐补骨脂10～20克，盐小茴香6～12克。

用法：去中医院抓阳药中药配方颗粒制剂，标记1。一服药两格，早餐后服用阳药颗粒一格。

【阴药处方及用法】

阴药处方：泽泻10～20克，葛根15～30克，天麻10～20克，生地黄10～20克，玄参10～20克，郁金10～20克，天冬10～20克，麦冬10～20克，五味子10～20克，丹参10～20克。

用法：去中医院抓阴药中药配方颗粒制剂，标记2。一服药两格，晚餐前服用阴药颗粒一格。

15. 梅尼埃病

【临床表现】不定期的眩晕，呕吐，头痛等。

【功效】阳药温阳健脾，化湿祛水；阴药燥湿化痰，养肝宁心。

【阳药处方及用法】

阳药处方：吴茱萸10～15克，肉桂6～12克，桂枝6～12克，麻黄6～12克，细辛6～12克，党参15～30克，白术18～36克，炙甘草10～15克，姜半夏10～15克，干姜10～15克，大枣10～20克，淫羊藿10～15克，补骨脂10～15克。

用法：去中医院抓阳药中药配方颗粒制剂，标记1。一服药两格，早餐后服用阳药颗粒一格。

【阴药处方及用法】

阴药处方：泽泻 10～20 克，茯苓 10～20 克，紫石英 10～15 克，生龙骨 10～15 克，牡蛎 10～15 克，枸杞子 15～30 克，五味子 10～15 克，菟丝子 15～30 克，山茱萸 10～15 克。

用法：去中医院抓阴药中药配方颗粒制剂，标记 2。一服药两格，晚餐前服用阴药颗粒一格。

16. 嗅觉丧失（不闻香臭）

【临床表现】鼻不闻香臭。

【功效】阳药温阳健脾，祛毒开窍；阴药滋阴滋补肝肾，鼓邪外透。

【阳药处方及用法】

阳药处方：辛夷 10～15 克，苍耳子 10～15 克，白芷 10～15 克，麻黄 10～15 克，淡附片 10～15 克，炙甘草 10～15 克，细辛 10～15 克，桂枝 10～15 克，丁香 5～10 克，干姜 10～15 克，荆芥 15～30 克，盐补骨脂 15～30 克，淫羊藿 15～30 克。

用法：去中医院抓阳药中药配方颗粒制剂，标记 1。一服药两格，早餐后服用阳药颗粒一格。

【阴药处方及用法】

阴药处方：生地黄 15～30 克，熟地黄 15～30 克，枸杞子 15～30 克，天冬 15～30 克，牡蛎 15～30 克，黄精 15～30 克，菟丝子 15～30 克，五味子 10～15 克，路路通 6～12 克。

用法：去中医院抓阴药中药配方颗粒制剂，标记 2。一服药两格，晚餐前服用阴药颗粒一格。

17. 鼻硬结病

【临床表现】鼻黏膜干燥，鼻塞，流黏脓涕，外鼻变形，呼吸困难等。

【功效】阳药温阳散寒，软坚化结；阴药燥湿化痰，滋阴生津。

【阳药处方及用法】

阳药处方：淡附片 6～9 克，炙甘草 6～9 克，麻黄 6～12 克，细辛 6～12 克，当归 10～15 克，川芎 10～15 克，红参 10～15 克，淫羊藿 10～15 克，补骨脂 10～15 克，干姜 10～15 克，大枣 10～15 克，薤白 15～30 克，丁香 5～10 克，威灵仙 6～12 克，红花 3～6 克，苍耳子 6～12 克，砂仁 6～12 克，白芷 6～12 克。

用法：去中医院抓阳药中药配方颗粒制剂，标记 1。一服药两格，早餐后服用阳药颗粒一格。

【阴药处方及用法】

阴药处方：柴胡 10～15 克，赤芍 10～15 克，郁金 10～15 克，栀子 10～15 克，牡丹皮 10～15 克，凌霄花 10～15 克，玄参 15～30 克，牡蛎 15～30 克，磁石 15～30 克，紫贝齿 15～30 克，夏枯草 10～15 克，水牛角 15～30 克，炒楮实子 10～15 克，桃仁 10～15 克。

用法：去中医院抓阴药中药配方颗粒制剂，标记 2。一服药两格，晚餐前服用阴药颗粒一格。

第十八章　常见慢性肿瘤科疾病

1. 癌性发热

【临床表现】肿瘤患者因阴虚或阳虚或化疗导致的高烧发热。

【功效】阳药温阳健脾，健胃消食；阴药泻火散结排毒，滋阴生津生血。

【阳药处方及用法】

阳药处方：淡附片 10～15 克，炙甘草 10～15 克，肉桂 6～12 克，黄芪 6～12 克，白术 6～12 克，陈皮 6～12 克，砂仁 6～12 克，干姜 6～12 克，红参 5～15 克，桂枝 6～12 克，淫羊藿 6～12 克，当归 10～20 克，川芎 6～12 克，补骨脂 6～12 克，肉苁蓉 6～12 克，三七 6～12 克，麻黄 6～12 克，细辛 6～12 克。

用法：去中医院抓阳药中药配方颗粒制剂，标记 1。一服药两格，早餐后服用阳药颗粒一格。

【阴药处方及用法】

阴药处方：柴胡 15～30 克，升麻 6～12 克，生地黄 15～30 克，麦冬 15～30 克，玄参 6～12 克，石仙桃 6～12 克，牛蒡子 6～12 克，浙贝母 6～12 克，丹参 10～30 克，杏仁 10～20 克，黄芩 10～30 克，天花粉 6～12 克，大青叶 15～30 克，龙葵 10～30 克，重楼 6～12 克，板蓝根 6～12 克。

用法：去中医院抓阴药中药配方颗粒制剂，标记 2。一服药两格，晚餐前服用阴药颗粒一格。晚餐后服用活性益生菌一包或者一小瓶乳酸菌，以修复和调整消化道微生态。晚餐尽量不摄入高蛋白和高碳水化合物，若感觉到饥饿，可适当吃一些水果或喝些果蔬汁，以利人体启动细胞自噬，激活人体的免疫系统，清除人体癌细胞。

2. 癌性疼痛

【分型及临床表现】气滞血瘀、气虚型肿瘤疼痛。

【功效】阳药扶阳通络，活血止痛；阴药泻火散结，排毒止痛，滋阴生津生血。

【阳药处方及用法】

阳药处方：淡附片 10～15 克，炙甘草 10～15 克，乳香 6～12 克，没药 6～12 克，肉桂 6～12 克，黄芪 6～12 克，白术 6～12 克，徐长卿 6～12 克，砂仁 6～12 克，威灵仙 6～12 克，红参 5～15 克，独活 10～20 克，淫羊藿 6～12 克，当归 10～20 克，川芎 6～12 克，莪术 6～12 克，三棱 6～12 克，三七 6～12 克，醋延胡索 6～12 克，白芷 6～12 克。

用法：去中医院抓阳药中药配方颗粒制剂，标记 1。一服药两格，早餐后服用阳药颗粒一格。

【阴药处方及用法】

阴药处方：柴胡 15 ～ 30 克，升麻 6 ～ 12 克，生地黄 15 ～ 30 克，葛根 15 ～ 30克，玄参 6 ～ 12 克，石仙桃 6 ～ 12 克，牛蒡子 6 ～ 12 克，桑寄生 15 ～ 30 克，丹参10 ～ 30 克，杏仁 10 ～ 20 克，黄芩 10 ～ 30 克，天花粉 6 ～ 12 克，地龙 15 ～ 30 克，络石藤 15 ～ 30 克，重楼 6 ～ 12 克，板蓝根 6 ～ 12 克。

用法：去中医院抓阴药中药配方颗粒制剂，标记 2。一服药两格，晚餐前服用阴药颗粒一格。晚餐后服用活性益生菌一包或者一小瓶乳酸菌，以修复和调整消化道微生态。晚餐尽量不摄入高蛋白和高碳水化合物，若感觉到饥饿，可适当吃一些水果或喝些果蔬汁，以利人体启动细胞自噬，激活人体的免疫系统，清除人体癌细胞。

3.恶性肿瘤化疗致白细胞下降

【分型及临床表现】脾肾亏虚型癌症，白细胞下降明显，有乏力、发热、消化障碍、感染等症状。

【功效】阳药温阳健脾，健脾消食；阴药滋阴生津，生血排毒。

【阳药处方及用法】

阳药处方：红参 5 ～ 15 克，三七 6 ～ 12 克，紫河车 6 ～ 12 克，鹿角胶 6 ～ 12 克，阿胶 6 ～ 12 克，当归 10 ～ 20 克，白术 6 ～ 12 克，淫羊藿 5 ～ 15 克，盐补骨脂 6 ～ 12克，仙茅 6 ～ 12 克，黄芪 15 ～ 30 克，砂仁 6 ～ 12 克，山药 10 ～ 20 克。

用法：去中医院抓阳药中药配方颗粒制剂，标记 1。一服药两格，早餐后服用阳药颗粒一格。

【阴药处方及用法】

阴药处方：柴胡 15 ～ 30 克，升麻 6 ～ 12 克，生地黄 15 ～ 30 克，葛根 15 ～ 30克，玄参 6 ～ 12 克，枸杞子 6 ～ 12 克，桑寄生 15 ～ 30 克，丹参 10 ～ 30 克，杏仁 10 ～ 20 克，盐菟丝子 10 ～ 30 克，黄精 15 ～ 30 克，牡蛎 15 ～ 30 克，火麻仁15 ～ 30 克，白及 15 ～ 30 克，女贞子 6 ～ 12 克，墨旱莲 15 ～ 30 克，天麻 6 ～ 12 克，五味子 10 ～ 20 克。

用法：去中医院抓阴药中药配方颗粒制剂，标记 2。一服药两格，晚餐前服用阴药颗粒一格。晚餐后服用活性益生菌一包或者一小瓶乳酸菌，以修复和调整消化道微生态。晚餐尽量不摄入高蛋白和高碳水化合物，若感觉到饥饿，可适当吃一些水果或喝些果蔬汁，以利人体启动细胞自噬，激活人体的免疫系统，清除人体癌细胞。

4.恶性肿瘤化疗所致贫血

【分型及临床表现】放化疗后，常为脾肾亏虚型，红细胞下降明显，表现为乏力、心悸、呼吸困难、皮肤苍白、头痛等症状。

【功效】阳药温阳健脾，健脾消食；阴药散结排毒，滋阴生血。

【阳药处方及用法】

阳药处方：淡附片 10～15 克，炙甘草 10～15 克，红参 5～15 克，三七 6～12 克，紫河车 6～12 克，鹿角胶 6～12 克，阿胶 6～12 克，当归 10～20 克，川芎 6～12 克，白术 6～12 克，淫羊藿 5～15 克，盐补骨脂 6～12 克，仙茅 6～12 克，黄芪 15～30 克，鸡血藤 15～30 克，砂仁 6～12 克，山药 10～20 克。

用法：去中医院抓阳药中药配方颗粒制剂，标记 1。一服药两格，早餐后服用阳药颗粒一格。

【阴药处方及用法】

阴药处方：柴胡 15～30 克，升麻 6～12 克，熟地黄 15～30 克，葛根 15～30 克，玄参 6～12 克，枸杞子 6～12 克，桑寄生 15～30 克，丹参 10～30 克，杏仁 10～20 克，盐菟丝子 10～30 克，黄精 15～30 克，牡蛎 15～30 克，火麻仁 15～30 克，五味子 10～20 克。

用法：去中医院抓阴药中药配方颗粒制剂，标记 2。一服药两格，晚餐前服用阴药颗粒一格。晚餐后服用活性益生菌一包或者一小瓶乳酸菌，以修复和调整消化道微生态。晚餐尽量不摄入高蛋白和高碳水化合物，若感觉到饥饿，可适当吃一些水果或喝些果蔬汁，以利人体启动细胞自噬，激活人体的免疫系统，清除人体癌细胞。

5. 恶性肿瘤化疗致肝功能损害

【分型及临床表现】放化疗导致肝肾亏虚，造成湿热内蕴型肝功能损害，出现食欲减退、黄疸等。

【功效】阳药温阳健脾，健胃消食；阴药清热利湿，滋养肝肾。

【阳药处方及用法】

阳药处方：淡附片 10～15 克，炙甘草 10～15 克，红参 5～15 克，三七 6～12 克，当归 10～20 克，川芎 6～12 克，白术 6～12 克，淫羊藿 5～15 克，盐补骨脂 6～12 克，制附子 6～12 克，炙甘草 6～12 克，黄芪 15～30 克，砂仁 6～12 克，山药 10～20 克。

用法：去中医院抓阳药中药配方颗粒制剂，标记 1。一服药两格，早餐后服用阳药颗粒一格。

【阴药处方及用法】

阴药处方：柴胡 15～30 克，升麻 6～12 克，生地黄 15～30 克，五味子 15～30 克，玄参 6～12 克，枸杞子 10～20 克，丹参 10～30 克，杏仁 10～20 克，盐菟丝子 10～20 克，黄精 15～30 克，金钱草 15～30 克，虎杖 15～30 克，赤

芍 10 ～ 20 克，麦芽 15 ～ 30 克，北沙参 15 ～ 30 克，地耳草 15 ～ 30 克，墨旱莲 10 ～ 20 克。

用法：去中医院抓阴药中药配方颗粒制剂，标记 2。一服药两格，晚餐前服用阴药颗粒一格。晚餐后服用活性益生菌一包或者一小瓶乳酸菌，以修复和调整消化道微生态。晚餐尽量不摄入高蛋白和高碳水化合物，若感觉到饥饿，可适当吃一些水果或喝些果蔬汁，以利人体启动细胞自噬，激活人体的免疫系统，清除人体癌细胞。

6. 恶性肿瘤手术后调养

【分型】 偏于气血亏虚型。

【功效】 阳药扶阳健脾，温阳益气，消炎止痛，补血通络；阴药滋养生津，滋养肝肾。

【阳药处方及用法】

阳药处方：淡附片 10 ～ 15 克，炙甘草 10 ～ 15 克，鹿角胶 3 ～ 6 克，红参 5 ～ 15 克，三七 6 ～ 12 克，当归 10 ～ 20 克，川芎 6 ～ 12 克，白术 6 ～ 12 克，淫羊藿 5 ～ 15 克，盐补骨脂 6 ～ 12 克，醋延胡索 6 ～ 12 克，白芷 6 ～ 12 克，黄芪 15 ～ 30 克，砂仁 6 ～ 12 克，山药 10 ～ 20 克。

用法：去中医院抓阳药中药配方颗粒制剂，标记 1。一服药两格，早餐后服用阳药颗粒一格。

【阴药处方及用法】

阴药处方：柴胡 15 ～ 30 克，升麻 6 ～ 12 克，生地黄 15 ～ 30 克，五味子 15 ～ 30 克，玄参 6 ～ 12 克，枸杞子 10 ～ 20 克，丹参 10 ～ 30 克，杏仁 10 ～ 20 克，盐菟丝子 10 ～ 20 克，茜草 15 ～ 30 克，金钱草 15 ～ 30 克，紫草 15 ～ 30 克，赤芍 10 ～ 20 克，麦芽 15 ～ 30 克，北沙参 15 ～ 30 克，地耳草 15 ～ 30 克，墨旱莲 10 ～ 20 克。

用法：去中医院抓阴药中药配方颗粒制剂，标记 2。一服药两格，晚餐前服用阴药颗粒一格。晚餐后服用活性益生菌一包或者一小瓶乳酸菌，以修复和调整消化道微生态。晚餐尽量不摄入高蛋白和高碳水化合物，若感觉到饥饿，可适当吃一些水果或喝些果蔬汁，以利人体加强启动细胞自噬，激活人体的免疫系统，清除人体癌细胞。

7. 肝癌

【分型】 偏于肝肾脾虚型。

【功效】 阳药扶阳强心，温阳健脾，活血通络，消炎止痛；阴药泻肝消癥，滋养生津，滋养肝肾。

【阳药处方及用法】

阳药处方：淡附片 10 ～ 15 克，炙甘草 10 ～ 15 克，红参 5 ～ 15 克，三七 6 ～ 12 克，当归 10 ～ 20 克，川芎 6 ～ 12 克，白术 6 ～ 12 克，淫羊藿 5 ～ 15 克，盐补骨脂

6～12克，醋延胡索6～12克，白芷6～12克，黄芪15～30克，砂仁6～12克，山药10～20克。

用法：去中医院抓阳药中药配方颗粒制剂，标记1。一服药两格，早餐后服用阳药颗粒一格。

【阴药处方及用法】

阴药处方：柴胡15～30克，槐花6～12克，泽泻10～20克，五味子15～30克，茵陈15～30克，丹参10～30克，炮甲珠6～12克，灵芝孢子粉3～6克，白芍10～20克，麦芽15～30克，醋鳖甲15～30克，地耳草15～30克，茯苓10～20克，火麻仁10～20克。

用法：去中医院抓阴药中药配方颗粒制剂，标记2。一服药两格，晚餐前服用阴药颗粒一格。晚餐后服用活性益生菌一包或者一小瓶乳酸菌，以修复和调整消化道微生态。晚餐尽量不摄入高蛋白和高碳水化合物，若感觉到饥饿，可适当吃一些水果或喝些果蔬汁，以利人体启动细胞自噬，激活人体的免疫系统，清除人体癌细胞。

8. 肺癌

【分型】偏于阳虚型。

【功效】阳药扶阳强心，温阳健脾，活血通络，消炎止痛；阴药清肺散结，滋养生津，滋阴润肺。

【阳药处方及用法】

阳药处方：淡附片10～15克，炙甘草10～15克，红参5～15克，三七6～12克，当归10～20克，川芎6～12克，白术6～12克，淫羊藿5～15克，盐补骨脂6～12克，蜈蚣6～12克，全蝎6～12克，黄芪15～30克，砂仁6～12克，麻黄3～6克，细辛3～6克。

用法：去中医院抓阳药中药配方颗粒制剂，标记1。一服药两格，早餐后服用阳药颗粒一格。

【阴药处方及用法】

阴药处方：葶苈子3～6克，鳄嘴花6～12克，半枝莲10～20克，白花蛇舌草15～30克，杏仁10～20克，丹参10～30克，鱼腥草15～30克，灵芝孢子粉3～6克，薏苡仁15～30克，海藻10～20克，天冬10～20克，茯苓10～20克，火麻仁10～20克。

用法：去中医院抓阴药中药配方颗粒制剂，标记2。一服药两格，晚餐前服用阴药颗粒一格。晚餐后服用活性益生菌一包或者一小瓶乳酸菌，以修复和调整消化道微生态。晚餐尽量不摄入高蛋白和高碳水化合物，若感觉到饥饿，可适当吃一些水果或喝些果蔬汁，以利人体加强启动细胞自噬，激活人体的免疫系统，清除人体癌细胞。

9. 胃癌

【分型】偏于脾胃亏虚型。

【功效】阳药扶阳强心，温阳健脾，活血养胃；阴药滋阴养胃促消化，解毒散结。

【阳药处方及用法】

阳药处方：制附子 5～15 克，炙甘草 5～15 克，红参 5～15 克，三七 6～12 克，当归 10～20 克，川芎 6～12 克，白术 6～12 克，莪术 5～15 克，厚朴 6～12 克，陈皮 6～12 克，桔梗 6～12 克，黄芪 15～30 克，砂仁 6～12 克，豆蔻 3～6 克，麻黄 3～6 克，紫河车 6～12 克，鹿角胶 3～6 克，阿胶 3～6 克。

用法：去中医院抓阳药中药配方颗粒制剂，标记 1。一服药两格，早餐后服用阳药颗粒一格。

【阴药处方及用法】

阴药处方：灶心土 15～30 克，重楼 6～12 克，茯苓 10～20 克，白花蛇舌草 15～30 克，仙鹤草 15～30 克，丹参 10～30 克，薏苡仁 15～30 克，灵芝孢子粉 3～6 克，山楂 6～12 克，鸡内金 6～12 克，麦芽 6～12 克，神曲 6～12 克，火麻仁 10～20 克。

用法：去中医院抓阴药中药配方颗粒制剂，标记 2。一服药两格，晚餐前服用阴药颗粒一格。晚餐后服用活性益生菌一包或者一小瓶乳酸菌，以修复和调整消化道微生态。晚餐尽量不摄入高蛋白和高碳水化合物，若感觉到饥饿，可适当吃一些水果或喝些果蔬汁，以利人体启动细胞自噬，激活人体的免疫系统，清除人体癌细胞。

10. 胰腺癌

【分型】偏于肝郁气滞型。

【功效】阳药扶阳强心，温阳健脾，活血止痛；阴药疏肝理气，软坚化结。

【阳药处方及用法】

阳药处方：淡附片 10～15 克，炙甘草 10～15 克，红参 5～15 克，三七 6～12 克，当归 10～20 克，川芎 6～12 克，白术 6～12 克，莪术 5～15 克，木香 6～12 克，陈皮 6～12 克，香附 6～12 克，黄芪 15～30 克，砂仁 6～12 克，豆蔻 3～6 克，麻黄 3～6 克，细辛 3～6 克，醋延胡索 6～12 克，白芷 6～12 克。

用法：去中医院抓阳药中药配方颗粒制剂，标记 1。一服药两格，早餐后服用阳药颗粒一格。

【阴药处方及用法】

阴药处方：炮甲珠 6～12 克，川楝子 10～20 克，郁金 10～20 克，石见穿 15～30 克，青皮 10～20 克，丹参 10～30 克，夏枯草 10～20 克，灵芝孢子粉 3～6 克，龙葵 15～30 克，枸杞子 15～30 克，麦芽 6～12 克，神曲 6～12 克，牡蛎 15～30 克。

用法：去中医院抓阴药中药配方颗粒制剂，标记 2。一服药两格，晚餐前服用阴药

颗粒一格。晚餐后服用活性益生菌一包或者一小瓶乳酸菌，以修复和调整消化道微生态。晚餐尽量不摄入高蛋白和高碳水化合物，若感觉到饥饿，可适当吃一些水果或喝些果蔬汁，以利人体启动细胞自噬，激活人体的免疫系统，清除人体癌细胞。

11. 食管癌

【临床表现】痰液黏滞，食入即吐。

【功效】阳药扶阳强心，温阳健脾，活血止痛；阴药滋阴解毒，化痰散结。

【阳药处方及用法】

阳药处方：淡附片 10～15 克，炙甘草 10～15 克，红参 5～15 克，当归 10～20 克，川芎 6～12 克，白术 6～12 克，胆南星 6～12 克，陈皮 6～12 克，姜半夏 6～12 克，黄芪 15～30 克，砂仁 6～12 克，豆蔻 3～6 克，麻黄 3～6 克，细辛 3～6 克，醋延胡索 6～12 克，白芷 6～12 克。

用法：去中医院抓阳药中药配方颗粒制剂，标记 1。一服药两格，早餐后服用阳药颗粒一格。

【阴药处方及用法】

阴药处方：生地黄 10～20 克，麦冬 10～20 克，郁金 10～20 克，瓜蒌 10～20 克，玄参 10～20 克，丹参 10～30 克，天花粉 10～20 克，神曲 10～20 克，茯苓 10～20 克，泽泻 10～20 克，山茱萸 10～20 克，五味子 10～20 克。

用法：去中医院抓阴药中药配方颗粒制剂，标记 2。一服药两格，晚餐前服用阴药颗粒一格。晚餐后服用活性益生菌一包或者一小瓶乳酸菌，以修复和调整消化道微生态。晚餐尽量不摄入高蛋白和高碳水化合物，若感觉到饥饿，可适当吃一些水果或喝些果蔬汁，以利人体启动细胞自噬，激活人体的免疫系统，清除人体癌细胞。

12. 结（直）肠癌

【分型】偏于阳虚型。

【功效】阳药扶阳强心，温阳健脾，活血止痛；阴药滋阴生血，排毒散结。

【阳药处方及用法】

阳药处方：淡附片 10～15 克，炙甘草 10～15 克，红参 5～15 克，当归 10～20 克，川芎 6～12 克，白术 6～12 克，厚朴 6～12 克，陈皮 6～12 克，香附 10～20 克，黄芪 15～30 克，砂仁 6～12 克，豆蔻 3～6 克，紫河车 3～6 克，三七 3～6 克，厚朴 6～12 克，五加皮 6～12 克。

用法：去中医院抓阳药中药配方颗粒制剂，标记 1。一服药两格，早餐后服用阳药颗粒一格。

【阴药处方及用法】

阴药处方：生地黄 10～20 克，麦冬 10～20 克，地榆 10～20 克，槐花 10～20

克，山银花 10～20 克，薏苡仁 15～30 克，土茯苓 15～30 克，侧柏叶 10～20 克，苦参 3～6 克，泽泻 10～20 克，白花蛇舌草 15～30 克，五味子 10～20 克。

用法：去中医院抓阴药中药配方颗粒制剂，标记 2。一服药两格，晚餐前服用阴药颗粒一格。晚上饭后服用活性益生菌一包或者一小瓶乳酸菌，以修复和调整消化道微生态。晚餐尽量不摄入高蛋白和高碳水化合物等主食，若感觉到饥饿，可适当吃一些水果或喝些果蔬汁，以利人体加强启动细胞自噬，激活人体的免疫系统，清除人体癌细胞。

13. 膀胱癌

【分型】偏于膀胱湿热型。

【功效】阳药扶阳强心，温阳健脾，活血止痛；阴药滋阴生津，利尿通淋。

【阳药处方及用法】

阳药处方：淡附片 10～15 克，炙甘草 10～15 克，红参 5～15 克，当归 10～20 克，川芎 6～12 克，白术 6～12 克，厚朴 6～12 克，陈皮 6～12 克，威灵仙 10～20 克，黄芪 15～30 克，砂仁 6～12 克，豆蔻 3～6 克，三七 3～6 克。

用法：去中医院抓阳药中药配方颗粒制剂，标记 1。一服药两格，早餐后服用阳药颗粒一格。

【阴药处方及用法】

阴药处方：生地黄 10～20 克，龙葵 10～20 克，白英 10～20 克，海金沙 10～20 克，土茯苓 15～30 克，灯心草 10～20 克，白花蛇舌草 15～30 克，泽泻 10～20 克，石韦 10～20 克，金钱草 10～20 克。

用法：去中医院抓阴药中药配方颗粒制剂，标记 2。一服药两格，晚餐前服用阴药颗粒一格。晚餐后服用活性益生菌一包或者一小瓶乳酸菌，以修复和调整消化道微生态。晚餐尽量不摄入高蛋白和高碳水化合物，若感觉到饥饿，可适当吃一些水果或喝些果蔬汁，以利人体启动细胞自噬，激活人体的免疫系统，清除人体癌细胞。

14. 恶性淋巴瘤

【分型】各型淋巴瘤。

【功效】阳药扶阳强心，温阳健脾，活血止痛；阴药滋阴生津，利尿通淋。

【阳药处方及用法】

阳药处方：淡附片 10～15 克，炙甘草 10～15 克，红参 5～15 克，当归 10～20 克，川芎 6～12 克，白术 6～12 克，细辛 3～6 克，陈皮 6～12 克，麻黄 3～6 克，黄芪 15～30 克，砂仁 6～12 克，红花 6～12 克，三七 3～6 克，半夏曲 6～12 克。

用法：去中医院抓阳药中药配方颗粒制剂，标记 1。一服药两格，早餐后服用阳药颗粒一格。

【阴药处方及用法】

阴药处方：生地黄10～20克，王不留行10～20克，海藻10～20克，昆布10～20克，牡蛎20～40克，野菊花10～20克，丹参10～20克，夏枯草10～20克，柴胡10～20克，升麻10～20克，葛根15～30克。

用法：去中医院抓阴药中药配方颗粒制剂，标记2。一服药两格，晚餐前服用阴药颗粒一格。晚餐后服用活性益生菌一包或者一小瓶乳酸菌，以修复和调整消化道微生态。晚餐尽量不摄入高蛋白和高碳水化合物，若感觉到饥饿，可适当吃一些水果或喝些果蔬汁，以利人体启动细胞自噬，激活人体的免疫系统，清除人体癌细胞。

15. 恶性滋养细胞肿瘤

【分型】偏于气滞血瘀型。

【功效】阳药扶阳强心，温阳健脾，活血散结，行气破瘀；阴药滋阴生津，软坚散结，泻下排毒。

【阳药处方及用法】

阳药处方：淡附片10～15克，炙甘草10～15克，红参5～15克，当归10～20克，川芎6～12克，白术6～12克，细辛3～6克，陈皮6～12克，麻黄3～6克，黄芪15～30克，砂仁6～12克，红花6～12克，三七3～6克，半夏曲6～12克。

用法：去中医院抓阳药中药配方颗粒制剂，标记1。一服药两格，早餐后服用阳药颗粒一格。

【阴药处方及用法】

阴药处方：桃仁10～20克，杏仁10～20克，半枝莲10～20克，枳壳10～20克，牡丹皮10～20克，珍珠母10～20克，丹参10～20克，浮海石10～20克，柴胡10～20克，蒲黄5～10克，花蕊石6～12克。

用法：去中医院抓阴药中药配方颗粒制剂，标记2。一服药两格，晚餐前服用阴药颗粒一格。晚餐后服用活性益生菌一包或者一小瓶乳酸菌，以修复和调整消化道微生态。晚餐尽量不摄入高蛋白和高碳水化合物，若感觉到饥饿，可适当吃一些水果或喝些果蔬汁，以利人体启动细胞自噬，激活人体的免疫系统，清除人体癌细胞。

16. 宫颈癌

【分型】偏于肝郁气滞型。

【功效】阳药温阳健脾，活血散结，行气破瘀；阴药疏肝理气，解毒散结。

【阳药处方及用法】

阳药处方：淡附片10～15克，炙甘草10～15克，香附5～15克，红参5～15克，当归10～20克，川芎6～12克，白术6～12克，细辛3～6克，陈皮6～12克，麻黄3～6克，黄芪15～30克，砂仁6～12克，红花6～12克，三七3～6克，半夏曲 6～12 克，蜈蚣 3～6 克，全蝎 3～6 克。

用法：去中医院抓阳药中药配方颗粒制剂，标记 1。一服药两格，早餐后服用阳药颗粒一格。

【阴药处方及用法】

阴药处方：桃仁 10～20 克，半枝莲 10～20 克，昆布 10～20 克，海藻 10～20 克，茯苓 10～20 克，泽泻 10～20 克，丹参 10～20 克，柴胡 6～12 克，升麻 6～12 克，白花蛇舌草 15～30 克，白芍 10～20 克。

用法：去中医院抓阴药中药配方颗粒制剂，标记 2。一服药两格，晚餐前服用阴药颗粒一格。晚餐后服用活性益生菌一包或者一小瓶乳酸菌，以修复和调整消化道微生态。晚餐尽量不摄入高蛋白和高碳水化合物，若感觉到饥饿，可适当吃一些水果或喝些果蔬汁，以利人体启动细胞自噬，激活人体的免疫系统，清除人体癌细胞。

17. 骨肉癌

【分型】偏于瘀毒阻滞型。

【功效】阳药温阳健脾，活血祛瘀，通络止痛；阴药滋阴排毒，滋阴生血。

【阳药处方及用法】

阳药处方：淡附片 10～15 克，炙甘草 10～15 克，醋延胡索 5～15 克，白芷 5～15 克，当归 10～20 克，川芎 6～12 克，白术 6～12 克，红参 5～15 克，盐补骨脂 15～30 克，麻黄 3～6 克，黄芪 15～30 克，淫羊藿 15～30 克，红花 6～12 克，三七 3～6 克，细辛 6～12 克，三棱 10～20 克，莪术 10～20 克。

用法：去中医院抓阳药中药配方颗粒制剂，标记 1。一服药两格，早餐后服用阳药颗粒一格。

【阴药处方及用法】

阴药处方：菊花 10～20 克，半枝莲 10～20 克，昆布 10～20 克，海藻 10～20 克，茯苓 10～20 克，泽泻 10～20 克，丹参 10～20 克，柴胡 6～12 克，升麻 6～12 克，山慈菇 10～20 克，山豆根 10～20 克，皂角刺 10～20 克，炮甲珠 3～6 克，水牛角 15～30 克。

用法：去中医院抓阴药中药配方颗粒制剂，标记 2。一服药两格，晚餐前服用阴药颗粒一格。晚上饭后服用活性益生菌一包或者一小瓶乳酸菌，修复和调整消化道微生态。晚餐尽量不食用高蛋白和高碳水化合物等主食，即使感觉到饥饿，也只适当吃一些水果和果汁、蔬菜汁，以利人体加强启动细胞自噬，激活人体的免疫系统，清除人体癌细胞。

18. 喉癌

【分型】偏于热毒型。

【功效】阳药温阳健脾，活血祛瘀，通络止痛；阴药滋阴排毒。

【阳药处方及用法】

阳药处方：淡附片 10～15 克，炙甘草 10～15 克，醋延胡索 5～15 克，白芷 5～15 克，当归 10～20 克，川芎 6～12 克，白术 6～12 克，红参 5～15 克，盐补骨脂 15～30 克，麻黄 3～6 克，黄芪 15～30 克，淫羊藿 15～30 克，红花 6～12 克，三七 3～6 克，细辛 6～12 克，三棱 10～20 克，莪术 10～20 克，法半夏 10～20 克。

用法：去中医院抓阳药中药配方颗粒制剂，标记 1。一服药两格，早餐后服用阳药颗粒一格。

【阴药处方及用法】

阴药处方：川射干 10～20 克，蚕蜕 6～12 克，炒僵蚕 10～20 克，地龙 10～20 克，桔梗 10～20 克，浙贝母 10～20 克，板蓝根 15～30 克，胖大海 6～12 克，败酱草 15～30 克，夏枯草 10～20 克，山豆根 6～12 克，皂角刺 10～20 克，炮甲珠 3～6 克，水牛角 15～30 克。

用法：去中医院抓阴药中药配方颗粒制剂，标记 2。一服药两格，晚餐前服用阴药颗粒一格。晚餐后服用活性益生菌一包或者一小瓶乳酸菌，以修复和调整消化道微生态。晚餐尽量不摄入高蛋白和高碳水化合物，若感觉到饥饿，可适当吃一些水果或喝些果蔬汁，以利人体启动细胞自噬，激活人体的免疫系统，清除人体癌细胞。

19. 急性粒细胞白血病

【分型】偏于热毒内盛、气滞血瘀型。

【功效】阳药温阳健脾，活血祛瘀，通络止痛；阴药滋阴排毒。

【阳药处方及用法】

阳药处方：淡附片 10～15 克，炙甘草 10～15 克，醋延胡索 5～15 克，白芷 5～15 克，当归 10～20 克，川芎 6～12 克，白术 6～12 克，红参 5～15 克，盐补骨脂 15～30 克，麻黄 3～6 克，黄芪 15～30 克，淫羊藿 15～30 克，三七 3～6 克，细辛 6～12 克，法半夏 10～20 克。

用法：去中医院抓阳药中药配方颗粒制剂，标记 1。一服药两格，早餐后服用阳药颗粒一格。

【阴药处方及用法】

阴药处方：川射干 10～20 克，蚕蜕 6～12 克，炒僵蚕 10～20 克，地龙 10～20 克，桔梗 10～20 克，浙贝母 10～20 克，板蓝根 15～30 克，胖大海 6～12 克，败酱草 15～30 克，夏枯草 10～20 克，山豆根 6～12 克，皂角刺 10～20 克，炮甲珠 3～6 克，水牛角 15～30 克。

用法：去中医院抓阴药中药配方颗粒制剂，标记 2。一服药两格，晚餐前服用阴药

颗粒一格。晚餐后服用活性益生菌一包或者一小瓶乳酸菌，以修复和调整消化道微生态。晚餐尽量不摄入高蛋白和高碳水化合物，若感觉到饥饿，可适当吃一些水果或喝些果蔬汁，以利人体启动细胞自噬，激活人体的免疫系统，清除人体癌细胞。

参考文献

［1］　中国中医研究院.中国疫病史鉴：中医药防治非典型肺炎（SARS）研究（一）［M］.北京：中医古籍出版社，2003.

［2］　刘力红，孙永章.扶阳论坛3［M］.北京：中国中医药出版社，2011.

［3］　陈长青.从李时珍一直错到中国药典［J］.南风窗，2007（14）：39-40.

［4］　李可.李可老中医急危重症疑难病经验专辑［M］.太原：山西科学技术出版社，2002.

［5］　李翼，季旭明.方剂学［M］.北京：中国中医药出版社，2023.

［6］　王智民，叶祖光，肖诗鹰，等.对中药配方颗粒发展的几点建议和应用前景分析［J］.中国中药杂志，2004，29（1）：1-3.

［7］　康传志，王升，黄璐琦，等.中药材生态种植模式及技术的评估［J］.中国现代中药，2018，20（10）：1189-1194.

［8］　蒋盛军.中医阴阳分药分时服用方剂学［M］.南宁：广西科学技术出版社，2023.